怪奇醫學研究所 ②

72個真實發生的怪奇事件

蘇上豪 著

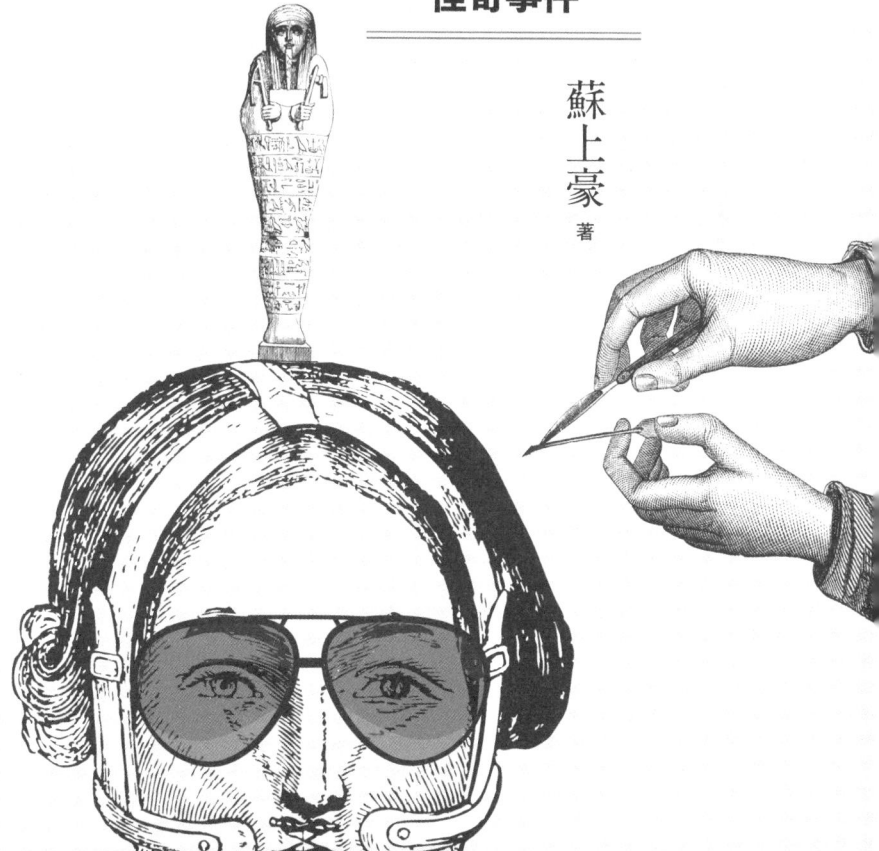

目錄 Contents

- 008　推薦序1　生活化的醫學史筆記　王智弘
- 010　推薦序2　一本承先啟後的醫學故事書　劉文勝
- 013　自　序　分享醫學知識的快樂

- 017　01　什麼職位容易出現精神變態？
- 020　02　肉毒桿菌讓人中毒，卻可以美容
- 023　03　木乃伊的詛咒！考古學家探埃及古墓後高燒不止
- 026　04　睡不好與吃垃圾食物有關
- 029　05　性高潮可以治鼻塞
- 032　06　以豬為師，健康與肥胖研究的啟示
- 035　07　左手優勢還是右手優勢？
- 038　08　什麼都要男女平等，性別中立的HPV疫苗接種
- 041　09　開發出疱疹疫苗的流氓醫師
- 044　10　睡夢中拳打腳踢，恐為神經退化造成
- 047　11　化學武器芥子氣竟能有效抗癌
- 050　12　導致畸胎問題的彩虹除草劑
- 053　13　笑聲感染力！大笑對健康的好處
- 056　14　1918年大流感，那些拒絕戴口罩的美國人
- 059　15　小丑為什麼引起恐懼？
- 062　16　爭取參政權的女性醫療人員

065 …… 17 美國治療大流感的新奇處方

068 …… 18 偉大的善心競速,雪橇犬的極地救援

071 …… 19 優生學的暗黑歷史(1):種族恐懼和階級偏見

074 …… 20 優生學的暗黑歷史(2):有黑人血統的人在法律上都是黑人

077 …… 21 武術巨星李小龍猝亡之謎,攝入過多的流體食物

080 …… 22 如果沒有這位黑奴,西方天花疫苗還得延遲

083 …… 23 輸精管結紮增強性慾、提升能量

086 …… 24 同性戀者的轉化治療

089 …… 25 邪惡的精靈「鈷」在醫療中的關鍵作用

092 …… 26 迷幻藥「LSD」帶來的影響

096 …… 27 男人以什麼姿勢小解很重要?

098 …… 28 靈性助產士:一位女性嬉皮主義引發的醫療反思

101 …… 29 醫師搶奪患者的血腥決鬥

104 …… 30 林肯總統夫人情緒暴躁,是維生素 B12 缺乏造成

107 …… 31 受過良好教育的年輕人最容易受騙

110 …… 32 抗生素問世前,血清療法拯救了無數的生命

113 …… 33 不被主流醫界接受的「噬菌體療法」

116 …… 34 科學跟醫療的進步是相輔相成

119 …… 35 兩名竊賊釀成巴西最嚴重的核事故

122 …… 36 衛生紙發明前,古人都用啥擦屁股?

126 …… 37 美國環境保護(1):美國疾病管制與預防中心的由來

129 …… 38 美國環境保護(2):春天不寂靜

132	39	佛洛伊德的夢境世界
135	40	DNA新技術立大功、破冷案
138	41	慢慢把人滴死的「中國水刑」
142	42	小便斗的蒼蠅貼紙，讓男性可以尿更準
145	43	接觸虛擬實境，減少「暈動症」的發生
148	44	中醫國際化該何去何從？
151	45	獨生子女是種病，真的嗎？
154	46	獨角鯨的獠牙，皇室認證的萬靈丹
158	47	吃土有益，「藥用土」的功效
161	48	蟾蜍石可以治療癲癇，吸附有毒的物質
164	49	頂流明星求表現，把身體當成毒品的儲存罐
167	50	特斯拉與醫學(1)：發現X射線的第一人
170	51	特斯拉與醫學(2)：發明首臺可攜式臭氧產生器
173	52	吹口哨「噓噓」，真有助於引發尿意
176	53	吃什麼肉有關係(1)：豬肉趣聞
179	54	吃什麼肉有關係(2)：牛肉趣聞
182	55	德國的化學成就(1)：閃電戰的輔助劑
185	56	德國的化學成就(2)：德國軍靴
188	57	你需要知道的卡路里(1)：為資本家與戰爭服務的工具
191	58	你需要知道的卡路里(2)：摩登女性的美學
194	59	新冠疫情為何導致外遇增加？
197	60	糞便不但能入藥，還能治病

200	61	奇妙的春藥(1)：西班牙蒼蠅宣稱可以催情
203	62	奇妙的春藥(2)：人尿「人中白」也是藥材
206	63	老來得子不太好
209	64	醫學「商展」，美國庸醫的黃金時代
213	65	法國人心臟病少，與地中海飲食有關
216	66	師徒之爭，誰發明了鏈黴素？
219	67	愛麗絲夢遊仙境，奇異幻象背後是汞中毒
222	68	懷孕期間酒少喝為妙
225	69	從夏威夷的火災，回顧史上最嚴重的公民災難
228	70	太空旅行面臨的困難
231	71	美國是《孫子兵法》的運用好手
234	72	AI助力逆向工程，恐龍會復活嗎？

推薦序1

生活化的醫學史筆記

王智弘

臺北市立聯合醫院 總院長
國防醫學院醫學系教授

　　學弟蘇上豪醫師帶著他新的醫學史新書《怪奇醫學研究所2》，請我為他寫推薦序。從翻開作品的第一頁開始，聳動的標題就深深勾引我的好奇，每一篇文章都各具特色，讓我對醫學史的觀感有了不一樣的體會。

　　蘇醫師這本書讓我感受最深刻的部分是講到所謂「慣老闆」，當中提及最有名的人物，就是在這次美國大選之後，深受川普倚重的特斯拉電動車公司老闆馬斯克。

　　馬斯克在2022年談到上海電動車的超級工廠時，大感佩服中國大陸勞工竟然是「總是工作到半夜3點」，對比狠批美國人對工作的態度總是能閃就閃，懶惰成性，但事實的真相是美國是一個注重勞工權益的國家，而中國還尚處在為了經濟發

展必須犧牲勞工權益的階段,包括工作的時數、休假的長短,都是老闆說了算。在臺灣,我們會稱這樣的領導者是「慣老闆」、「企業精神變態者」,抑或是「有毒的精神變態管理者」,這些人通常被認為是「高度工作為導向」,但卻無情、不道德,而且是剝削員工的人。

蘇醫師所引用的故事與敘述,對於我這一位剛接任臺北市立聯合醫院總院長職務的人來說,是一個非常有價值的提醒。雖然過去在軍醫院的領導也不可能是一個人說了算,但軍職身分的員工在軍醫院畢竟占有一定的比例,軍人養成教育中的服從性格與願意多犧牲奉獻的認知在軍中環境是屬司空見慣,但絕對不是民間醫院的常態,即便內心一直心繫要為所有醫護人員打造一個幸福、友善與公平的職場環境,剛轉換跑道的自己一定要懂得調整自己的心態與管理的要領,避免成為蘇醫師新書底下的另一位「慣老闆」。

對於蘇醫師新書裡面的故事,我不能破梗太多,只能夠用一個小故事來吸引大家的興趣。縱觀蘇醫師從2016年以《暗黑醫療史》獲得圖書金鼎獎以來,對於醫療史的科普文寫作不遺餘力,從長篇猶如論文般深度歷史故事的文章,一直寫到最近每篇1000字左右的小品,每每看到他的生花妙筆,都是閱讀上的極大享受,讓大家在現今生活緊迫的步調下,能夠得到沒有閱讀壓力的收穫。

> 推薦序2

一本承先啟後的醫學故事書

劉文勝

陽明大學醫學院醫學系助理教授／環境與職業衛生研究所博士
臺北市立聯合醫院中興院區 腎臟內科主任醫師

　　醫學的世界不僅僅是冷冰冰的解剖刀與顯微鏡，它更是一個充滿驚奇、發現與挑戰的領域。在我們追求科學真理的道路上，許多重大的發現並非來自一板一眼的教科書，而是來自那些令人驚訝的醫學故事與研究案例。《怪奇醫學研究所 2》正是一本兼具知識性與趣味性的作品，讓我們得以窺探醫學史上一些匪夷所思的發現，以及這些發現如何深刻影響現代醫學的發展。

　　然而，醫學不僅僅是數據與技術的累積，它更是一門關乎人性、社會與歷史的科學。本書提供了一個完美的契機，讓讀者從不同的視角理解醫學的發展與變遷。例如，二戰中的芥子氣意外促成了化學療法的誕生（我所知道的故事版本，是香菸

在戰爭期間是士兵的慰藉,因而肺癌時有所聞。在拯救一群受到毒氣傷害的士兵,竟然發現他們的後續胸部X光顯示腫瘤縮小。所以將毒氣的劑量降低,嘗試當成肺癌治療方式之一。又因為呼吸道流鼻涕眼淚太不舒服,又改成點滴的形式。慢慢的演進成現代化療的雛形),這些故事提醒我們,許多現代醫學的突破,往往來自那些我們未曾預料的地方。

這本書不僅適合醫學領域的學生與專業人士閱讀,也能讓一般讀者輕鬆理解科學研究背後的邏輯與趣味。作為一名醫學教育工作者,我深知學生在學習醫學知識時,常常因為繁瑣的理論與公式而感到枯燥。這些小故事,猶如搭配白飯的海苔香鬆,讓醫學的學問不再枯燥乏味。對一般讀者而言,這些故事能增添生活的樂趣,讓我們更深入地了解人類世界中的奇妙現象,例如,雖然有毒的老闆比例較少,但卻也不容忽視。這樣的知識可以幫助我們對工作中的不愉快保持冷靜。

本書的議題範圍廣泛,從「企業精神變態者」的心理學研究,到「肉毒桿菌」從致命毒素轉變為熱門美容產品的奇妙過程;從「木乃伊詛咒」背後的科學機制,到「垃圾食物如何影響睡眠」的最新研究,每一篇文章都像是一道開胃菜,讓人不禁想要繼續深入探討這些醫學奇聞。

透過簡單易懂的敘述方式,搭配嚴謹的醫學研究背景,本書不僅讓我們一窺醫學世界中的驚人發現,也提醒我們現代醫

學的進步往往源自意想不到的地方。它讓我們更清楚地認識當下生活的幸福,也激發未來一代對醫學研究的興趣。希望這本書能帶給每一位讀者同樣的驚喜,無論您是對醫學、科學還是歷史感興趣,都能在其中獲得啟發。

自 序
分享醫學知識的快樂

　　常常有人問我,你寫了這麼多有關醫療史的文章,到底時間是怎麼找出來的?還有,是什麼樣的原因讓你可以維持這種充沛的能量?

　　關於第一個問題我已經在很多場合解釋過。身為一個心臟外科醫生,有太多的時間是在「值班待命」中渡過,有人選擇睡覺補眠,有人選擇玩電動殺時間等等,而我常常利用這種時間閱讀,然後把閱讀後的心得寫成文章,說我是時間管理大師是太恭維我了,我只是比較會利用零碎的時間而已。

　　至於我為什麼能夠維持充沛的寫作動能?原因之一除了我希望能夠把艱澀的醫學知識,用庶民的語言讓大家了解之外,另外一個重要的理由是書寫的材料往往在於好奇心的驅使之下,不斷追根究柢醫學史料的來源而有所收穫,這種好奇心的建立,我說了相信大家會嚇一跳,竟然是來自第四臺的商品廣告。

已經不知道是什麼時候開始注意第四臺的商品廣告，但依稀還記得，每次下班洗了個舒適的澡之後，常常會刷一下第四臺的節目，有天我看到了一個自創品牌的手錶廣告。

　　販售商品的老板不停的吹噓自己的手錶，用的是某款高檔機械錶的機芯，他不惜下重本也用了同樣的東西，做了一個跟它品質一樣好的滿天星手錶，雖然要價不菲，但是比那個高貴品牌便宜太多了。

　　當下覺得這個老板是在鬼扯，但是在好奇心的驅使下我在網路搜尋他所說的錶款，結果發現他所講的機芯真的是和高價品牌相同，也因為這種解說，讓我對於手錶的知識瞬間有的不一樣的觀感──原來相同的東西，在有質感的後續加工之後，會讓它的價值擴充百倍，這也是為什麼高貴品牌的手錶能夠主動吸引顧客上門，而模仿它的低階產品只能在第四臺等著顧客上鉤。

　　後來由於上述的因素，開始愛上了第四臺購物廣告的那些推銷員，姑且不論他們所賣的產品是否符合應有的價值，但是我可以告訴各位，這些推銷員都是有做功課的，他們對於產品相關知識的提供，絕對比他們所賣的東西經得起考驗。

　　經過那些第四臺口若懸河推銷員的訓練，讓我以後要買什麼東西都會做足功課，不希望自己成為冤大頭，也常常因為買了CP值高的東西而興奮不已。

這樣的精神同樣感染到我在寫作的習慣。對於醫療史表面的故事之外，因為故事而衍生的相關問題，我能以更開闊的心胸去挖掘其中的祕辛，所以常常會讓很多人覺得我為何那麼厲害，明明是稀鬆平常的醫療歷史，在我的筆下都變成讓人驚奇連連的作品。

例如我們訓練醫護人員CPR的人偶「安妮」，她的典故竟然是來自一位投河自盡的美麗女性；止瀉的正露丸，其實一開始只是為了治療腳氣病的消毒水所作的藥錠；當然，有些讀者可能驚訝中醫在很早的時候就會利用益生菌，這帖方劑叫「黃龍湯」，它是裝在甕中，埋進土裡的陳年大便，取其上面那一層清澈的液體，想要知道這些故事，麻煩去看看我之前的作品就有了。

至於這次的《怪奇醫學研究所2》，承襲的是之前出版《怪奇醫學研究所》的精神，每篇都是以1000字左右的體例，講一些比之前更輕鬆的醫學史故事，畢竟現在Threads（脆）、IG等文化的流行，讀者已經沒有耐心去看大堆頭的文章，我希望在最短的時間內就能夠吸引讀者的眼球，免得看到一半就打哈欠把書丟了。

此次的作品我寫的更生活化，像是醫療相關的心理學、行為學，還有流行病學等都包含在裡面。所以你會看到我罵特斯拉的執行長馬斯克是「慣老闆」，心理學家稱這種人是「企業

精神變態者（corporate psychopath）」；我也會勸那些想要減重塑身的人「以豬為師」，因為牠們進食的習慣可以適當消耗卡路里，而且能夠將食物的能量轉成肌肉而不是脂肪，所以豬如果不是養來吃，牠是不會過胖的；當然我也會替那些喜歡喝酒的朋友找到理由，曾經在大流感時代，威士忌是醫生常開的處方，但那是過去，不可以讀我的書之後催眠自己多喝酒。

不知道我說的這些小故事有沒有吸引你的興趣呢？我的目的是讓普羅大眾不要把醫療的種種知識看成上課那般困難，最好的情況是找個悠閒的下午，準備茶和咖啡，在甜點陪伴下，笑著看完我的作品。

分享醫學的知識，真的是我快樂的來源。

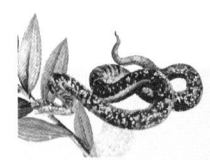 

什麼職位容易出現精神變態？

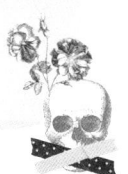

2022年5月10日特斯拉的執行長馬斯克（Elon Musk）在接受《英國金融》時報所舉辦的汽車峰會上宣布，特斯拉在上海的超級工廠將擴大產能，因為當時新冠肺炎疫情已經趨緩，因此他告訴媒體中國政府即將讓疫情解封，然而在整個訪談過程中，他最為人詬病的話語是他指稱中國的工人「超勤勞」、「總是工作到凌晨3點，讓他大感佩服」。

馬斯克會作此發言並非毫無來由，他是想藉此狠批美國人對工作的態度，因為他們總是能閃就閃，懶惰成性。

上述言論想必會引發大眾的議論，視馬斯克為眾人口中的「慣老闆」，以員工的血汗作為自己成功的墊腳石，說難聽點就是把他人的痛苦當有趣，藉著壓榨勞工增加自己的獲利與競爭力。

像馬斯克這樣的人多嗎？有部分學者特別針對這些占據公司高階層職位的人做研究，並為其創造了一個專有名詞叫做「企業精神變態者（corporate psychopath）」，而其中最有名的當屬安格里亞魯斯金大學（Anglia Ruskin University）的副教

授克萊夫・博迪（Clive Buddy），他從2005年開始，就一直在研究這些他稱為「有毒的精神病態管理者」所造成的影響，並在2015年於《商業倫理雜誌》（Journal of Business Ethics）發表的一篇論文中寫到：

> 「這些人被認為是『高度工作為導向』，不過卻無情、不道德，而且是剝削員工的人。」

雖然沒有辦法可以正確估計，在每家公司的領導高層裡有多少這樣的人存在，但還是有一些學者對此進行了嘗試。聖地牙哥大學工商管理學院（University of San Diego School of Business）供應鏈管理教授西蒙・克魯姆（Simon Croom）就是其中之一，他宣稱於其研究裡，一些企業高階領導人中，大約有12%具有這種變態的人格傾向，而另外一位著名的心理學教授羅伯特・黑爾（Robert Hare，黑爾精神病檢查表的發明者）也附和了這項說法，雖然他提出的數值較低，但也有3.5%左右。

這些所謂企業精神變態者的人格特徵是雖然他們在工作上相當積極，但經常欺負他人、製造衝突或打消下屬的想法，甚至慫恿他人也這麼做。2015年學者史蒂文・阿佩爾鮑姆（Steven Appelbaum）在他所做的研究報告中估算指出，不正

常的工作場所行為導致商業組織損失了超過數十億美元，其中大部分皆肇因於領導職位上的企業者心理有問題。

一群心理學家甚至對企業心理變態者會帶來的危險性舉出一個有意思的案例，他們認為引發2008年全球金融危機的部分原因得歸咎於某些人的行為，雖然他們沒有指名道姓是哪些人，但大家心知肚明。

把一切歸罪於企業高層領導者的心理不太正常自然有些危言聳聽，畢竟在上述學者的研究中，這些人只占了一小部分，否則我們目前所處的社會大概已經亂成一團了。但不容否認的是，確實有許多成功的企業領導人在精神層面上的表現超乎正常人。

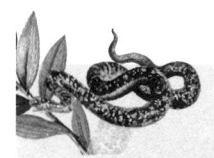

02
肉毒桿菌讓人中毒，卻可以美容

　　經常從新聞報導中聽到外國人對於臺灣的兩種食物不敢恭維且無法接受，第一種是臭豆腐，第二種就是沾滿花生粉與香菜的豬血糕。儘管東西方飲食文化大不同，但事實上，西方食物裡有兩種與我們的臭豆腐和豬血糕可謂異曲同工。我可以理直氣壯地告訴外國朋友們，你們的藍起司（blue cheese）就是臭豆腐，而豬血糕可是比歐洲的血腸好吃太多了。

　　不管是臭豆腐或豬血糕，藍起司還是血腸，基本上都是古代人們「惜食」的產物。在物資貧乏的年代，吃不完的食物扔了可惜，因此往往研發出另一種作法來增添食物的豐富度與營養。在這篇文章中，我會談到血腸與美容的關係，但無關乎裡頭的成分，我要說的是因為製作血腸，而意外造就了今日幫助許多女性快速達到美容效果的醫療聖品。

　　我第一次吃到血腸是在蘇格蘭，它的作法是在腸衣裡頭塞入豬血或牛血，以及些許肉末和穀物，又稱為黑布丁。這種食物在歐洲其他國家也很普遍，不同處在於內容物除了動物的血相同以外，其他的成分則各顯神通；但是因為它的製作方法

有問題,所以常在中古時代造成食物中毒,其中最有名的就是「肉毒桿菌中毒(botulism)」。

歷史上公認最早的食源性肉毒桿菌中毒事件發生於18世紀的德國符騰堡(Württemberg),當時很多人因為食用血腸而死亡,地區醫務官賈斯汀・克納(Justinus Kerner)對於病患的中毒症狀有完整的記錄與描述,情狀與今日的肉毒桿菌中毒雷同。儘管當時細菌學這門學科尚未問世,但他已經猜到可能是某種生物毒素所造成。

至於肉毒桿菌的發現則在1897年的比利時,一群在喪禮上演奏的樂手,在吃了喪家準備的除穢餐裡的火腿後,紛紛病倒。有人把火腿送至細菌學教授埃爾門根(Van Ermengem)那裡化驗,這種細菌終於被發現。不過一直要等到二次世界大戰期間,美國科學家才對其進行分離純化,並逐步發現它所產生的毒素具有麻痺效果,甚至有機會作為生化武器使用。

1970年代美國眼科醫生艾倫・史考特(Alan Scott)率先致力於研究以這種毒素作為治療眼部損傷的可行性,包括視網膜手術後的眼部肌肉修復,以及斜視矯治等,都獲得了一定的療效。其他科的醫師也追隨其腳步,利用局部注射來治療牙關緊閉或偏頭痛等症狀。史考特研發的藥物最終由美國FDA批准上市,於1991年正式命名為保妥適(BOTOX)。

話說到這裡,相信你不難猜到我接下來為什麼會談到美容

這個主題,因著保妥適的運用愈來愈廣泛,醫師們對於這種毒素的使用也愈臻純熟,既然它能夠治療眼瞼痙攣,或許也可試試它能否讓臉部肌膚變得緊實。美國FDA在審核相關的研究之後,於2002年批准保妥適用於治療皺眉紋、魚尾紋和抬頭紋。

　　這篇文章的目的並不是在替肉毒桿菌局部注射做醫美推廣,而是想傳達我一直在強調的重要概念,對於無法處理的意外事件,通常醫生不會舉雙手投降。他們會替生命找出路,只不過這些路和當初預想的可能不太一樣。

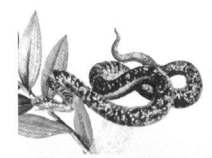

03
木乃伊的詛咒！
考古學家探埃及古墓後高燒不止

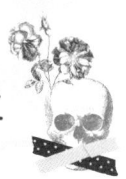

　　自1972年起，位於波蘭第二大城克拉科夫（Kraków）的瓦維爾大教堂（Wawel Cathedral）開始著手整修聖十字禮拜堂，為此，1973年5月，克拉科夫大主教Karol Wojtyla（卡羅爾‧沃伊蒂瓦，即日後的教宗約翰保羅二世）不得不開啟安置於建築體中，15世紀雅蓋隆王朝（Jagiellon Dynasty）的卡西米爾四世（Casimir IV）及其愛妻伊麗莎白的陵墓。

　　重建工作是一支由12名專家組成的團隊所主導。他們最初的目標是檢查墓穴中的物品，以評估翻新墓穴的最佳方式。陵寢開啟後，專家們發現已腐爛的木棺和這對愛侶的遺體。工作進行的非常順利，同年的9月8日，他們在教堂裡重新被安葬。

　　始料未及的是不幸竟在接下來的兩年內陸續發生。當初打開棺木的12名專家裡，有10人接連被死神帶走。尤其在1978年沃伊蒂瓦主教繼任成為新任教宗後，名為「雅蓋隆詛咒（Jagiellonian curse）」的傳言便開始不脛而走，全球媒體

因而把這個事件和「木乃伊詛咒」連結在一起。

所謂「木乃伊詛咒」是指1923年英國考古學家霍華德‧卡特（Howard Carter）一行人在進入埃及的傳奇統治者，法老圖坦卡門的墓室（Tomb of Tutankhamun）後幾個月內，部分率先進入墓室的工作人員陸續死於心臟病發或肺炎，媒體為這些人的死亡下了一個危言聳聽的標題，將他們的死歸因於木乃伊的詛咒，接下來的幾十年內，這件事便成了科學界爭論不休的議題。

拜近代微生物學的進步，前述因整修卡西米爾四世夫妻陵墓而身亡的專家們其致命原因，終於在波蘭微生物學家博萊斯瓦夫‧斯米克（Bolesław Smyk）的努力下找到了可能的答案。在陵墓中發現了大量的曲黴菌（Aspergillosis），它會引發的感染症狀因人而異，一般性的症狀是呼吸道發炎，然而這種真菌會附著在人的肺部生長，甚至擴散到全身，當人體的免疫力低下時，就會發生嚴重的感染甚至死亡。1988年法國巴黎生態實驗室的研究員西爾萬‧甘登（Sylvain Gandon）指出，這種真菌的孢子可以休眠長達數百年仍保有感染效力。

一位名為薛瑞福（Sherif）的研究人員在2003年的醫學期刊《柳葉刀》（Lancet）中的回信呼應了前述論點。當初首批進入圖坦卡門陵墓的人之一的卡納文勳爵（Lord Carnarvon），在大約5個月後因肺炎辭世。他發病時鼻子和眼

睛都有疼痛感,這種病況描述與曲黴菌鼻竇炎局部侵襲到眼眶的病徵相類似,為什麼他會如此容易受到有毒黴菌的感染呢?原因是他在1901年發生車禍後,體力與免疫力每況愈下,並曾多次發生肺部的感染,因此當他進入塵封多年的陵墓時,自然易受曲黴菌的毒害。

　　故事就此結束了嗎?並沒有。如我之前所言,那之後科學界仍為此爭論不休。理由何在呢?應該是肇始於2002年,蒙納許大學(Monash University)的馬克・尼爾森(Mark Nelson)教授在英國醫學雜誌上發表了一篇文章,闡述他分析後發現,在圖坦卡門陵墓首次開放參觀期間,25位可能也受到詛咒的參訪人中,其壽命並不比當時同行到埃及旅遊,但沒有遊覽該陵寢的對照組19人來得短。

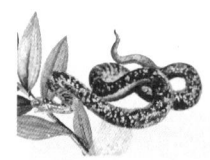

04
睡不好與吃垃圾食物有關

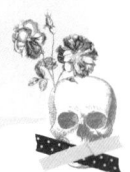

　　工商業發達的社會雖然增加了人類生活上的舒適度，但太過便利的生活方式連帶地使我們的飲食開始跟著變化，為了讓消費者的食慾能夠迅速得到滿足，以應付繁忙日常的加工產品也應運而生。可是它們的成分通常是高糖、高脂肪，美其名是不健康的食物，實事求是的說法則是「垃圾食物（Junk Food）」。

　　很多研究已經指出垃圾食物會影響身體的代謝，長期下來容易造成肥胖、糖尿病與高血脂症，原因是腸道吸收多餘的養分並堆積在體內的緣故，換句話說，也是另一種程度的「營養不良」。

　　不過2023年有一篇研究從不同的觀點出發，試圖找出垃圾食物為何會影響人體健康的另一種可能原因。

　　主持研究的是瑞典烏普薩拉大學（Uppsala University）的學者喬納森．塞德內斯（Jonathan Cedernaes），他找了15位平均年齡23歲的男性測試了垃圾食物對睡眠的影響。

　　這裡大概解說一下睡眠時的腦波變化。當我們清醒時，占

主導地位的是高頻腦電波稱為 β 波,入睡時,大腦的電氣活動會減慢,逐漸被低頻的 δ 波所取代,而當身體到達最深層的睡眠時,腦內的電氣活動會含有最高比例的 δ 波;根據長期研究顯示,處於此階段的身體恢復性最佳。

塞德內斯讓上述的男性隨機分配接受高脂肪、高糖的飲食,抑或是低脂肪、低糖飲食,為期一周,然後讓他們戴著腦電波測量帽在實驗室睡一晚,記錄他們大腦的電氣活動,休息幾個星期後,再將這些人的飲食互換。

所有人的食物皆由實驗者提供,而且必須在規定的時間內食用,有趣的是雖然他們的飲食內容不一樣,但塞德內斯找人設計出的菜單讓兩邊的卡路里幾乎相同。

實驗的結果顯示,不管吃什麼食物,這15個人的睡眠時間變化不大,而且他們自認睡眠質量也沒有什麼改變。值得玩味的地方來了,這群受試者被分配攝取垃圾食物期間,有11位睡眠時的 δ 波比例明顯減少,被代表腦部活動高頻的 β 波所取代,這表示不健康的飲食會導致較淺的深度睡眠。歷來的醫學研究顯示,年齡的增長與失眠的情況成正比,睡眠好不好與身體健不健康也是如此。

塞德內斯也坦承,目前的研究尚無法得知不健康的飲食對睡眠的影響持續性有多長?而且實驗的對象並未包括女性,尤其不知道這些不健康的飲食中,哪種物質是惡化深度睡眠的元

兒。然而可以確定的是,他所設計的菜單裡,影響睡眠品質的食物含有較高比例的飽和脂肪及糖分,再者,膳食纖維的比例也比較少。

雖然參與這項實驗的人數很少,但我個人認為塞德內斯開啟了另一個研究領域,或許自我們開始攝取這些垃圾食物起,身形雖然還沒變肥胖,代謝也沒到改變的程度,但健康早已在不知不覺中被它們給蠶食了。

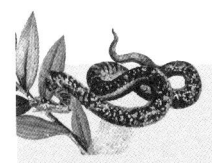

性高潮可以治鼻塞

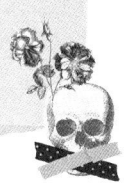

　　心理分析學派大師佛洛伊德（Sigmund Freud）的好友威廉‧弗里斯（Wilhelm Fliess），是一位在柏林執業的耳鼻喉科醫師，他在1897年發表了「反射性鼻神經症（reflex nasal neurosis）」的理論。他認為位於下鼻甲骨上的某個特定的點和生殖器間，存在著某種生理聯繫；結果佛洛伊德和他的公關人員艾瑪‧艾克斯坦（Emma Eckstein）都因為這個論點而接受了弗里斯的下鼻甲手術，結果手術以災難性告終。艾克斯坦的鼻腔甚至因此反覆出血且鼻子變形，也因此，之後就少有人提出「鼻—生殖器關係」的醫學文獻。

　　不過自2020年起，一位服務於德國海德堡大學（Universität Heidelberg）耳鼻喉科的奧爾凱‧傑姆‧布魯特（Olcay Cem Bulut）博士卻重拾了這個研究主題，肇因於他在文獻中發現，體育鍛鍊和荷爾蒙變化在短期和長期對鼻氣道阻力產生的影響有關聯，於是他設計了一項前所未有的研究，並且獲得了海德堡醫學院倫理委員會的批准。

　　實驗方法很簡單，實驗對象是在醫院裡找的18對夫婦，

這些人若非醫護人員便是他們的家屬。這項實驗主要在測量記錄人們做愛前後鼻通道的阻力改變。為了評估主觀鼻呼吸的效果，他們使用了視覺模擬量表（VAS），對於客觀的數據則使用攜帶式鼻測量儀（Rhinomanometer 300）。

鼻功能的評估在5個特定的時間點進行，在此就不贅述。有趣的是，這些親密伴侶都聲稱已經達到了性高潮，而且在那之後也必須使用鼻黏膜減充血噴劑「賽洛唑啉（0.1% xylometazoline）」。

研究結果顯示，做愛後，鼻呼吸得到改善的情況可以長達60分鐘，其主觀與客觀的效用和賽洛唑啉相同，對於先前就有鼻塞的被實驗者效果尤其顯著，然後這種效果會慢慢衰退，一直持續到3個小時後才會回到原來的水平；但是藥物在3個小時後依然還有作用。

我覺得布魯特是一個很有趣的人，他在實驗的結果上提出了幾個論點，這可能會比這個實驗本身更吸引眼球。

第一個是鑑於醫學期刊裡對於體育鍛鍊的方式與鼻黏膜的暢通度有其相關性的研究，所以他認為做愛姿勢不同，身體可能經歷等長或等張的收縮，因此日後可以考慮在實驗設計裡加入研究不同的做愛姿勢對鼻黏膜暢通度的影響。

第二個是女性在做愛過程中歷經性高潮的次數，是不是和鼻黏膜的暢通度有正相關的關係？抑或是最大的改善是否發生

在單次性高潮後?他認為這也是未來可以探索的一個有趣的問題。

第三個也是最令我匪夷所思之處。因為歷來的研究皆表明,鼻腔氣流阻力是隨著運動強度而不是持續時間的增加而降低。他的實驗設計裡並沒有記錄下這18對伴侶做愛的時間,他認為「做」比「時間」還重要。

看完這篇文章是否顛覆了你的想像?布魯特大概和我一樣也喜歡看醫學歷史,一百多年前的神奇理論與失敗的手術促成他這次的研究,相信佛洛伊德一定很懊悔沒有跟布魯特活在同一個世紀,因為他與弗里斯在1897年之後,曾經在往來的信件裡多次討論到這個理論的可行性,不然《夢的解析》(*Die Traumdeutung*)裡可能也會有這樣的章節。

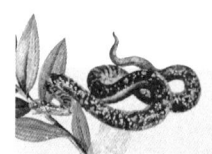

06
以豬為師，
健康與肥胖研究的啟示

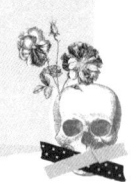

　　長久以來「豬」給我們的印象多是負面的，牠們通常是骯髒、邋遢還有肥胖的代名詞，所以當我們以任何帶有「豬」的字眼稱呼他人時，就明擺著蘊含強烈的負面意味，然而許多動物學家卻不這麼認為，尤其是「豬很愛乾淨」這一點，動物學家們已經達成共識，是人類的圈養方式才造成對豬的不少負面的誤解。

　　由於豬在生理上和人類有多處相似，譬如兩者都是雜食性，而且消化道的利用率非常雷同，所以人類的基因工程尚未問世前，豬的胰島素還曾經短暫成為治療人類糖尿病的藥品，因此有些醫界人士才會使用豬腎做人類跨物種器官移植的實驗，大家不必太驚訝。

　　基於上述這種特性，人類對於肥胖的誘因與條件的爭論，在豬的身上獲得了大量重要的證實與啟發。2023年，由北卡羅來納州立大學（North Carolina State University）動物科學部門的學者肯佩姆（Theo A Van Kempen）以及澤依斯特

拉（Zijlstra）共同發表的一篇研究報告＊可能會跌破大家的眼鏡。他們指出在肥胖這點上，豬被污名化了，人類反而可以從牠們身上習得保持健康體重的方法。

或許讀者們會認為這兩人的說法有些譁眾取寵，但細想一下在肥胖上的相關研究，當研究對象是被圈養的豬（肥胖代名詞）時，其行為、進食方式以及營養的轉換，豈不是會比以人為主體的研究來得更具說服力，尤其是牠們入口的所有食物都會被記錄下來，更不用說裡頭還有高加工食品──目前公認為最容易造成肥胖的來源。

這項研究的第一個重要發現是豬通常沒有過胖的問題。雖然牠們可以依自己的喜好，將實驗者給予的食物在沒有時間設限的狀態下任意取用，但豬通常不會狼吞虎嚥，而且進食方式是採少量多餐，且主要集中在清晨，這也是肯佩姆二人認為豬很聰明的原因，牠們懂得在最適合自身新陳代謝的時機時進食──可惜人類已經失去了這種自我控制的智慧，這一點在過胖的人身上常可見。

＊文章來源 Metabolites. 2023 Mar; 13(3): 420.

第二個重要的發現是能量的平衡。大多數人應該可以透過吃進比維持體重和活動量所需更少的卡路里（食物）來進行減重，豬自身的體能活動似乎具備了這種天生的能力，藉由這種本能，牠們擅長將卡路里轉化為肌肉而不是脂肪。

　　另外一個發現是食用緩慢消化的碳水化合物，也就是所謂的「低GI食物」，可以減緩身體肥胖的演進，這一點在人和豬身上不謀而合。

　　最後，肯佩姆兩人還不忘挪揄人類營養學專家們，兩人表示，因為他們欠缺和從事豬產業的業者們進行交流，尤其沒有深入瞭解為了讓養豬業者可以達到一定的經濟效益與目的，而錯失了學會豬農們對於食物營養和動物體重增加的知識，那可是遠遠超過只會紙上談兵的學者們的認知。或許一種以豬為模型的飲食方案（Piggy Protocol）可以成為減重者的福音。

　　如果你問我對這項研究的想法是什麼？我覺得重點在於人類的圈養限制了豬的生活模式，如果豬有機會跟人類一樣自主過活、進步發展且生活放蕩，如同《動物農莊》裡頭的豬那樣的話，兩個物種的差異應該不致於太大。

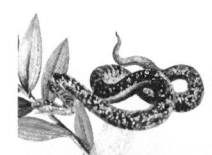

左手優勢還是右手優勢？

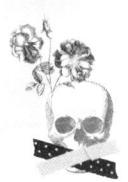

相信棒球迷都知道，如果兩位投手的身材、球速及球質皆相仿的話，左撇子投手在簽約金或薪資上，肯定比右撇子投手來得吃香；同樣的，運動裡需要手眼協調的項目，如網球和排球等等，左撇子的表現往往也優於右撇子。科學家一直在研究這個現象，最著名的莫過於「戰鬥假說（Fighting Hypothesis）」，此研究主張左撇子在人群中相對較少，使得上述這些運動中的右撇子選手自然產生不適應感，從而製造出左撇子選手的優勢，這想法最初由19世紀的醫師菲利普‧派伊‧史密斯（Philip Henry Pye-Smith）率先提出，但是他抱持的論點是左手拿盾牌，右手拿武器，因此，左撇子對於心臟遭受致命傷的保護較多。

只是上述得出的論點乃是取樣的誤差。經過科學家們大規模的統計之後發現，無論是在運動表現上，甚或是健康狀況，左撇子都沒有明顯優於右撇子。如果左撇子真的占盡了優勢，為什麼人群裡始終是右撇子居多呢？物競天擇不是嗎？

注意到這個明顯的問題之後，來自瑞典隆德大學

（Lund University）的拉森（Larrson），以及英國切斯特大學（University of Chester）的謝普曼（Schepman）和羅德威（Rodway）提出了戰鬥假說修正版。他們提出的假說並沒有盾牌，該理論的中心思想是使用鋒利的武器進行戰鬥時，用來負責掌握武器那手的胸部區域是「最易暴露於對手武器攻擊」的危險地帶。因此，以左手單側握住武器攻擊者將使得左半胸向對手開放，相反的，右側握法者則會暴露右半胸，很不幸地，大部分人的心臟都位在左半胸。

拉森為了證明這個想法，以西洋劍選手作為研究對象來佐證，總共有19位醫師在場評估左、右手持劍者在比賽中，分別隨機被對手點穿胸部或腹部區位的致命性作為臨床判斷，結果發現左手持劍的人如果真的被刺中，中劍的位置死亡率較高，據此可以推想，在原始人的時代，右手持武器的人在戰鬥中比左手持武器的人更容易存活，這種演化的結果，使得右撇子占有較佳的生存優勢，從而在人群中比例也較高。

上述的推論讓我想起了第二次世界大戰美國戰機改造的故事。

哥倫比亞大學統計學教授亞伯拉罕・沃爾德（Abraham Wald）接到美國軍方指示，「加厚」飛機機身裝甲部位的建議。在讀完一疊疊的資料後，和他一起負責研判的軍方同僚認為，應該把裝甲的厚度增強在「彈著點最密之處」，沃爾德卻

主張應該加強在「駕駛艙」及「機尾翼」，因為這兩處是在戰鬥中存活返航的戰鬥機裡，彈著密度最低的一致共同處。他藉此推斷，這正是被子彈掃射到這兩個區位的戰鬥機，幾乎都沒有成功飛返的主要原因——他的這個主張救了不少之後執行任務的美軍戰鬥機飛行員。

　　上述說法是否和左撇子在人類的比例中較低的原因相類似？我並不知道。但以我的專業而言，在戰鬥中左胸受傷的死亡機率確實比右胸還要高，這點可以從在車禍事故中，若心臟的位置被方向盤或異物狠狠擊中，輕則心包腔出血，重則心臟撕裂命喪當場而得到驗證。不知道這樣的說法是否可以說服你？

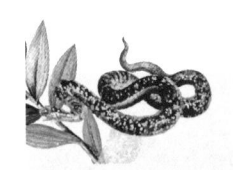

08 什麼都要男女平等，性別中立的HPV疫苗接種

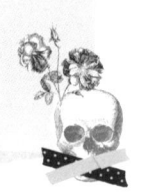

　　新冠疫情的傳播，讓我們接受了很多疫苗的注射，專家們提出了所謂的「群體免疫（Herd Immunity）」概念，意即當疫苗的注射人次超過人口總數的85%以上時，流行疾病造成的重大影響也會降低。

　　基於上述概念，在某些領域從事研究的專家據此發表評論時，他們的觀點有時會令人耳目一新，但有時連我也會感覺詭異費解。會這樣有感而發，是因為讀到2023年英國伯明罕大學（University of Birmingham）癌症與基因組科學研究所教授西沙姆・梅漢娜（Hisham Mehanna）所發表的一篇評論而來。

　　梅漢娜是頭頸外科主任，他帶領了一支由20名研究人員組成的團隊，在癌症生物學上以及此專業治療領域上的多學科研究方法中，為全世界的研究者提供了不少新的見解和方法，而他最令我瞠目結舌的研究結論是「口交是喉癌重要的危險因子」。

對，你沒有看錯！在過去20年裡，西方世界的喉癌發病率上升迅速，特定類型的口咽癌患者大幅增加，甚至有人用了流行病（epidemic）來稱呼它，而引發這種癌症的主要原因竟然和人類乳頭瘤病毒（Human Papillomavirus, HPV）有很大的關連性，它也是導致幾十年前婦女子宮頸癌的主要發生因素，目前在英國和美國罹患口咽癌遠比子宮頸癌更常見。

2007年起，西方的醫學期刊就開始關注口腔HPV感染這件事，它是口咽癌患者重要的成因之一，遑論他們抽菸、喝酒與否，因為後兩者早就是口咽癌患者重要的致病因素。

HPV主要是透過性行為傳染，所以有學者開始著手研究這些口腔癌患者。他們發現HPV感染者的主要致病危險因素除了性關係伴侶的數量外，「口交」占了很重要的地位，那些擁有超過6名以上口交伴侶的人，罹患口腔癌的可能性是未進行口交者的8.5倍。

行為趨勢研究報告顯示，口交在某些國家非常普遍，梅漢娜和他的同事在英國對將近1,000名非癌症原因接受扁桃腺切除手術的患者進行了問卷調查，發現其中有80%以上的成年人曾在生活中的某個階段進行過口交，很幸運的這些人當中，僅有部分人罹患了口腔癌。

上述結果根據梅漢娜的說法，是因為許多國家對於年輕女性進行了HPV疫苗接種以預防子宮頸癌。而近來有愈來愈多

的間接證據顯示，在女性接種疫苗覆蓋率超過85%的國家，男性無形中也受到所謂「群體免疫」的保護。因此，他樂觀地表示從現在開始的10年內，這些國家的口咽癌患者應該會慢慢減少。

有鑑於上述論點，包含英國、澳洲和美國在內的許多學者紛紛建議將HPV疫苗的預防接種擴大到年輕男性，一種稱為「性別中立的疫苗接種（Gender-Neutral Vaccination Policy）」政策於焉誕生。不過反對者也提出了反駁，認為廣泛的HPV疫苗接種覆蓋政策，根本就是在鼓勵濫交。

看完了學者們的研究之後，不知道讀者們做何感想？我相信只要研究發現出的病毒種類愈來愈多，以流行病學的角度來看，各式各樣的預防接種日後可能會如同維生素般，好像不多吃一點身體就不會健康？

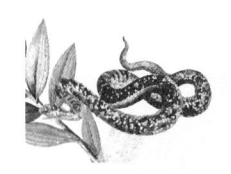

09 開發出疱疹疫苗的流氓醫師

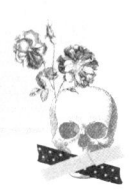

2011年老天爺似乎跟南伊利諾伊大學（Southern Illinois University）的病毒學家威廉‧哈爾福德（William Halford）開了個大玩笑，那年，他個人在疱疹疫苗的研究上取得了空前的成功。他將減低病毒活性的疫苗施打在實驗老鼠身上，接著給牠們注射真正的疱疹病毒，結果未接種疫苗的老鼠只有6%存活下來，文章刊登出來時，可說是全球矚目。

為了儘快開發出疱疹病毒疫苗，哈爾福德開啟了拼命三郎般的工作模式，因為他知道，想要讓這種疫苗上市，必須通過層層的關卡考驗，不僅曠日廢時且需要龐大的資金，正是這股動力驅使他每週工作超過90個小時以上。

同年，一件不幸的事發生在他身上──鼻子冒出過多的分泌物。剛開始他以為是常見的鼻竇感染，但藥物治療的效果並不顯著，於是醫生檢驗了他的鼻腔分泌物，結果發現他竟然得到罕見的鼻咽癌。儘管接受了化療，卻沒有人知道他還能活多久。

開發疫苗是一項艱苦而漫長的工作，來日無多的哈爾福

德於是發想出變通的方法，就是避過美國FDA該有的監管程序。從下定決心那刻起，他開始戴上一串鑲著翡翠寶石的項鍊，時刻提醒自己不要浪費時間。

沒有資料顯示哈爾福德到底是如何私下招募到自願者接受他的疱疹疫苗實驗，必須說明的是，當時的社會對於感染疱疹的人抱有非常不佳的觀感，即便有醫學專家出面解釋，大部分人感染的是疱疹病毒第一型（HSV-1），通常都沒有什麼嚴重症狀，需要令人擔憂的是感染上疱疹病毒第二型（HSV-2），或許因為患病部位是在生殖器上，才會造成社會上對疱疹病患懷有性生活放蕩的刻板印象。

2013年夏天，哈爾福德為9位疱疹病患施打了疫苗，結果對大部分患者都起了療效。當時正苦惱於需要大量資金好進行更多病患試驗時，好萊塢製片人奧古斯丁・費爾南斯德三世（Agustín Fernández III）輾轉得知他的實驗結果，為了罹患過疱疹病毒的女友，他資助哈爾福德70萬美元創建了Rational Vaccines公司專門開發研究疫苗。

有了這筆金援，哈爾福德的地下疫苗實驗如脫韁野馬，跨海遠赴加勒比海的聖基茨（St. Kitts），隱密地幫20位患者注射了三輪實驗性疫苗。雖然他的癌症病情日益嚴重，實驗設計也不盡完善，但他仍舊發表了一篇研究報告，表明20個人中，有17個人的疱疹獲得治癒；沒想到另外3個人竟在2017

年提出訴訟,但那時的被告對象已轉為疫苗公司,因為哈爾福德在此之前已因癌症病逝。截至今日,這樁訴訟案還沒有最終結果。

學者以流氓(rogue)科學家來稱呼哈爾福德,其實在醫界的倫理規範訂定(如赫爾辛基宣言)之前,很多醫生的作法與他如出一轍,雖然出發點是基於善意,希望儘快替患者找到治療疾病的解決之道,但往往傷害比收獲還多,如同在現今的許多瘋狂科學家眼裡,眼前的一些規範只是在阻礙科學的進步一樣。

我想說的是,這些繁文縟節的規範或許會減緩醫學進步的速度,但對於病患安全的保護卻功不可沒。

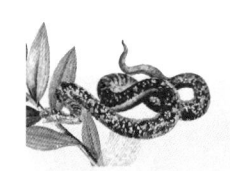

10
睡夢中拳打腳踢，
恐為神經退化造成

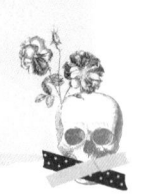

相信讀者們可能聽過或甚至親身經歷過「鬼壓床」的經驗，事實上，那並非靈異現象，在科學上，它具有合理且正確的解釋。

根據睡眠生理學的解釋，每次睡覺都會經歷四到五個睡眠週期，每個週期持續約90到110分鐘，每一週期又分為四個階段，最後一個階段稱做「快速動眼期（Rapid Eye Movement, REM）」。

REM大概只占總睡眠時間的20%到25%，這個時期的肌肉除了橫隔肌和眼外肌之外，全都會失去張力，但是大腦的節律運作和清醒時相似，你在這個時間點突然轉醒的話，大腦與肌肉之間的神經無法連結上，就會導致肢體不聽使喚、無法動彈的現象，尤其是大腦若正處於夢境之中，人便會虛實不分進而產生幻覺。有鑒於此，一種鮮為人知的睡眠障礙「REM睡眠行為障礙」正逐漸受到關注。

維吉尼亞大學（University of Virginia）神經學副教授安

妮麗莎・狄阿布瑞尤（Anelyssa D'Abreu）表示，有上述睡眠行為障礙的人，在肌肉的張力慢慢恢復時，患者會把他們的夢付諸行動，而這種夢的內容通常是暴力的，使得他們在睡眠狀態中做出大喊大叫、呻吟，甚至拳打腳踢的情狀等等，伴隨這些事件的通常是傷害，患者可能從床上摔落或不小心誤傷枕邊人，研究報告顯示，大約有60%的患者以及20%患者的床伴會在睡眠中受傷。

「REM睡眠行為障礙」可以發生在任何年齡層，目前以年紀40到50歲之間的人最常見，50歲以前，男女性的比例相仿，但50歲以上者，則以男性居多，對於這種疾病的致病機轉醫界尚無定論，只知會經由某些特定病症所引發，如睡眠呼吸中止症候群（Sleep Apnea）、發作性睡病（Nacrolepsy）、精神疾病或抗憂鬱藥的使用，其中一些患者腦部曾受過損傷。

目前可知的是「REM睡眠行為障礙」是許多腦部退化病變的早期症狀，研究顯示在25%至58%的帕金森患者、70%到80%的路易氏體認知症（Dementia with Lewy Bodies）患者，甚至是百分之九十以上的多系統腦萎縮病患身上，都有觀察到這種睡眠障礙。

那如果是有「REM睡眠行為障礙」症狀卻沒有腦部退化的疾病患者，他們之後的命運又會如何呢？根據加拿大的神經醫學團隊在2019年發表，針對1,280位患者所做的觀察報告顯

示,這些人在12年後,有73.5%的人會出現退化性腦神經病變。

目前對於這種疾病沒有什麼特別的療法,不過讀者們也不要太過悲觀,因為大多數退化性腦神經疾病的發病過程需要一段很長的時間,「REM睡眠行為障礙」的出現,可以讓我們及早覺知這些患者在未來可能會是某些疾病的潛伏者,需要給予長期的密切觀察。

所以當你的家人經常發生類似鬼壓床的狀況,甚至在鬼壓床後有自傷,或是傷到床伴的情形發生時,早一點找腦神經科專家協助是必要的。

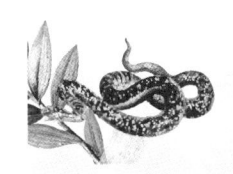

11 化學武器芥子氣竟能有效抗癌

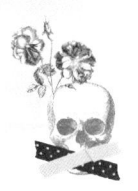

　　1941年日本發動所謂的「珍珠港事件」，類似的事件也發生在歐洲戰場上。1943年12月2日晚上，德國轟炸了義大利巴里（Bari）的一座重要港口，造成1,000多名美軍和英軍以及數百名平民的喪生，它也被稱為「小珍珠港事件」，意想不到的是，這個事件竟開創了某種疾病治療的新里程碑。

　　當天被炸沉的一艘美國軍艦約翰哈維（John Harvey）號裡，祕密裝載了2,000枚芥子氣炸彈，德軍的轟炸在港口上方製造出一團有毒的芥子氣雲，當年盟軍的指揮官艾森豪以及英國首相邱吉爾雙方私下協調，對這件事予以全盤否認並全力掩蓋，卻也因此間接阻撓了受害者的救治時間。他們的企圖是在避免當時可能也在研製化學武器的希特勒以此為由訴諸毒氣戰，把戰爭層次帶到另一個可怕的境界。

　　但事件還是得進行調查，因為從炸沉的那一刻開始，海面便被沉船油污和芥子氣給汙染，使得那些跳船逃生誤以為自己幸運存活的倖存者，在接下來的幾天內出現皮膚紅腫發炎現象，甚至全身起可怕的水泡。此事故的傷亡人數超過617人，

而其中有83人不幸身亡。

當時隸屬美軍的化學戰專家史都華特・法蘭西斯・亞歷山大（Stewart Francis Alexander）中校被派往該地進行調查，剛正不阿的性格不僅讓他無法揣摩上意，除了在停屍間提取了寶貴的數據，迅速檢驗出這些傷亡者因曾暴露於芥子氣中而造成傷害，更進一步仔細地研究醫療圖表，繪製被毀的船艦與毒氣受害者的相對位置，並成功定位約翰哈維號就是這椿化學爆炸事件的中心點，潛水人員打撈出的砲彈碎片，正是來自美國的芥子氣炸彈。

最終，亞歷山大的結案報告被列為機密。調查過程中，他發現那些遭受損傷的人體內的白血球受到巨大的破壞，證明了芥子氣裡的某種物質對細胞分裂有抑制作用，這給了亞歷山大的上司柯尼厄爾斯・羅德斯（Cornelius Rhoads）很大的靈感。他之所以對這個發現有如此高的靈敏度，源於他曾任紐約癌症及相關疾病治療紀念醫院的負責人。

隨後，耶魯大學的芥子氣祕密臨床試驗結果顯示，氮芥（Nitrogen Mustard）可以縮小腫瘤。羅德斯相信只要仔細控制並校準它的劑量，就可以使用在醫療用途上。於是在1945年，他成功說服通用汽車的老闆阿爾弗雷德・斯隆（Alfred Sloane）和查爾斯・凱特琳（Charles Kettering）成立一座先進的研究室，以合成新的氮芥衍生物來治療癌症，這也是今天

癌症治療的分支「化療」的初始起源。

1949年Mustargen成為首支被美國FDA批准的實驗性化療藥物，並成功用於治療非霍奇金氏淋巴瘤（non-Hodgkin's Lymphoma），而這項成就進而激發了專門針對惡性細胞但不傷害正常細胞的化學製劑研究。美國癌症協會稱二次世界大戰發生在巴里港的災難為開啟「癌症化學療法的時代」。

最後值得一提的是1949年6月27日的時代雜誌封面，主角就是羅德斯。

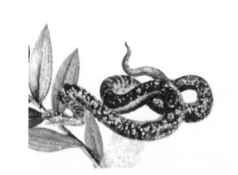

12 導致畸胎問題的彩虹除草劑

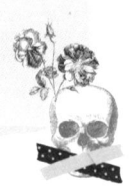

筆者曾赴越南胡志明市接受心臟瓣膜修補的訓練,空閒時,去了知名的「古芝(Cu Chi)地道」參訪,讀了它的相關介紹,並親身鑽進某個矮小地洞中時,瞬間大大佩服起越南人在對美國人的戰爭中,堅忍不拔的精神;地道裡,儼然是座自給自足的城市,身形矮小的越南人利用此優勢神出鬼沒,重創美軍,卻也給自己帶來了莫大的麻煩。

無法在戰場上取得勝利的美軍,展開了以「農場之手行動(Operation Ranch Hand)」為名的生化戰,時間從1962年持續到1971年,這樣的海外行徑對照起當時美方國內盛行的一句非官方標語「只有你才能保護森林」簡直可笑至極。此標語源於二次世界大戰期間,為數不少的消防員自願參戰,致使國內若發生森林大火,將沒有足夠的人手可救援,於是創造了一隻名為「冒煙的熊(Smokey Bear)」的漫畫人物,提醒民眾進入森林時,務必小心防範火災。

美軍的生化戰是以1950年代的英國為師,當時仍是英國殖民地的馬來西亞發生叛亂,為了餓死共產主義的叛亂分子,

英軍朝茂密的森林噴灑除草劑，雖然成功平定叛亂，但有毒物質卻導致噴灑地區嚴重水土流失，造成當地居民終身的健康問題。

這件事違反了第一次世界大戰時，為禁止使用化學和生物武器而訂定的「日內瓦公約（Geneva protocol）」，英國方面卻辯稱那是為了控制緊急狀況，由警方所使用的化學物品，並非使用在戰場上的生化武器。

美國在這場化學武器作戰中使用的除草劑大多為「橙劑」，但事實上根據記載，總共有2,000萬加侖其他顏色的除草劑，如綠劑、粉紅劑、白劑、藍劑，當然不能忘了超級橙劑，它因此被稱為「彩虹除草劑」——由美軍戰鬥機所護送的C-123運輸機負責噴灑，目標是那些為越共提供掩護的茂密叢林區，或疑似為他們的部隊提供食物的農作區。

叢林遭到浩劫，農作物也隨之受損，饑荒和營養不良接踵而至。根據美軍的報告指出，當時大約有360萬英畝的土地被噴灑了彩虹除草劑，越南政府估計大約有400萬人接觸過這些化學物品，其中300萬人的健康因此受到嚴重的影響。這些除草劑的主要成分是惡名昭彰的戴奧辛（Dioxin），一種致癌物質，在接觸甚或食用後進入血液中，無法被代謝掉，進而在食物鏈中聚積。但凡接觸過它的人，他們的賀爾蒙及免疫系統將被干擾，導致畸胎和生長發育問題，甚至是癌症。

土壤受汙染、永久性森林流失和其他環境破壞等問題，多年來一直困擾著越南政府，尤其是那些接觸過這些化學物劑的越南人民所生的小孩大多患有嚴重的先天缺陷疾病。一項採樣超過60萬民美國退伍軍人的統計資料顯示，接觸過此化學藥劑的比沒有接觸過的退伍軍人所生養的下一代，多出1／3的先天性缺陷。

　　戰爭是殘酷的，相信類似的禍害不會停止，只會換另一種形式發生。不知道人類何時才會得到完全的教訓！

13

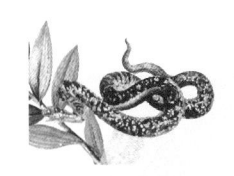

笑聲感染力！大笑對健康的好處

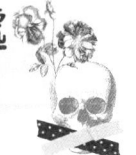

歐盟資助了一項始於2022年2月，名為「一起歡笑（laughing together）」的有趣研究，試圖探討一些現象，例如為什麼在好朋友身邊會一起笑？為什麼嬰兒與照顧者在玩耍時會笑？並進一步去瞭解「笑」的生物學機制、功能和社會作用，尤其想要找出「笑」為什麼會具有感染力？

相信大家都有同樣的認知，笑聲是一種絕佳的社交黏合劑，把即使是不相熟識的人們自然聯繫在一起，尤其這種經驗也有助於引導、順利享受各種體驗和遭遇，如同上述計畫的負責人之一，奧地利維也納大學（University of Vienna）發展心理學教授史蒂芬妮・赫爾（Stefanie Höhl）所言：「笑聲對於我們與他人協調和互動的體驗非常重要，可惜我們對它知之甚少。」

另外一位研究員卡洛琳娜・普雷蒂（Carolina Pletti）博士也說過，笑聲是積極的情緒，因為它對社會和臨床影響沒有那麼直接。如果想要增加人們的福祉，我們必須增加積極因素並減少消極因素──其評論是植基在之前的研究，笑聲可以將

「腦內啡（endorphin）」釋放出來，給人一種溫暖的感受。

上述兩位專家將志願者配對，觀察他們同時對某事發笑時的大腦活動。受試者頭上戴著狀似泳帽的大腦成像技術儀，用以捕捉他們的腦部活動，他們也會同步觀賞有趣的影片，甚至是愚蠢的文字遊戲等會令人發笑之事，如此，受試者便可在其間自由互動。

初步的結果是令人振奮的，因為赫爾教授觀察到，笑聲可以將人們的大腦導入相同的波長，這是一種確實的社交信號，因為根據之前的研究顯示，學習語言和音樂的過程中，可以同步人與人之間大腦的節奏，而當兩顆大腦協調到相同的波長時，他們處理資訊的速度會更快，溝通會更順暢，彼此的合作與互動也更加順利。

可惜在初步的報告中觀察到一個現象，那就是笑聲所造成的腦神經同步效果比較短暫，甚至不到5分鐘，研究人員正在尋找一個能夠延長這種作用的方法。

這項研究的對象當然也包含學齡前的兒童，目的是希望藉由笑聲，讓他們知道如何與周遭的人交流以及合作。初步研究發現笑是一種積極的行為，藉此冀望它日後能成為學校教育的一種技巧，甚至應用在成人世界的職場工作訓練上。

上述研究證明了歷來一些看似不具研究基礎的人際關係訓練並非毫無根據，好比人們常說每天要大笑三回、要時時刻刻

保持微笑等,鑒於這項研究,這些說法因此變得更有說服力。

當然,如同我前面所說的,笑聲有莫名的感染力,這點也是參與研究的赫爾及普雷蒂深信不疑的。他們希望未來能透過一些方法設計出有趣的作為,讓人們在從事枯燥無聊的工作時,身心不會那麼沉悶疲乏,並與其他領域的專家相配合,找出所謂的「正向積極的情緒」,作為拓展人際關係的技術,以及支持人類情感交流的寶貴資源。

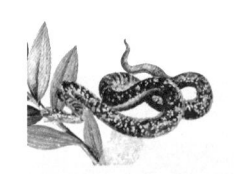

14 1918年大流感，那些拒絕戴口罩的美國人

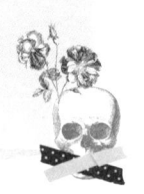

為了避免新冠肺炎的擴散，我們必須在生活上做一些犧牲，其中最重要的一個手段就是戴口罩的強制令。這個簡單的動作其實由來已久，1918年大流感期間，為了阻止患病人數的發生，就已經開始宣揚戴口罩的重要性了。

當時口罩的製作並沒有特別的規範，沒有類似今日N95這種精良的醫用品，以國家之力也不太可能供給群眾需要的口罩量，以美國為例，大多是以紅十字為首的慈善組織仿外科用的棉紗口罩製造，然而為了要讓群眾樂意戴上它們，有些宣傳手段簡直讓人啼笑皆非。

1918年10月的西雅圖每日時報（Seattle Daily Times）的頭條就寫道：「流感造成了新風尚：西雅圖女性戴著雪紡鑲邊的精美網紗來抵禦疾病。」這種時髦的製品和其他可疑材料製成的面罩實則對預防流感並沒有太大的幫助，不過必須說明的是，當時不論醫界或政界對於戴上多層紗布口罩以抵禦流感這件事本身就存在著很大的歧見，更別說一般民眾了。

例如當時的底特律衛生官員印契斯（Inches）就曾公開表示，紗布口罩孔隙太大，無法防止流感在群眾中傳播，反對強制戴口罩的民眾甚至在口罩上戳個洞，好讓自己隨時可以吸菸，甚至有一些企業主擔心，如果顧客外出時必須戴口罩就會減少購物的慾望，更有人認為戴口罩的強制令侵犯了公民自由。

那時候全美的戴口罩強制令大多是由位於西部的州政府所頒訂，這道行政命令之所以能付諸實施，主要是因為時值第一次世界大戰期間，官員們為保護軍隊免受流感爆發的致命侵襲，用以作為對抗流感所執行的一項重要措施。

有些城市努力執行戴口罩的強制令，對於不遵守的民眾有罰款或監禁等手段來對應，執法單位會每天在報紙上公開這些不遵守規定者的姓名；而最為激烈的事件則是發生在舊金山，一名衛生委員會官員打死了一名拒絕戴口罩的男子，兩位旁觀者也慘遭魚池之殃。

有特權自然也會有例外的情況。事情同樣也是發生在舊金山，一名警方攝影師拍下了在一場公開拳擊賽中，他的主管、還有國會議員、法官、海軍少將，甚至市長和衛生官員一干人等，全沒戴口罩，結局是部分人等只被罰款5美元，罰最重的是市長，但也只是被罰了50美元。

在第一次世界大戰結束之後，戴口罩的強制令即便在罹

病人數激增時，民眾對抗這道禁令的力道仍然加大了，甚至有醫生和民眾組成了「反口罩聯盟」，在流感期間仍舉辦了超過2,000人以上的聚會。

不過美國石溪大學（Stony Brook University）歷史教授南希‧托姆斯（Nancy Tomes）的研究卻顯示，美國在1918年大流感期間，雖然有人力抗戴口罩的禁令，但只局限於小部分群眾。

大流感結束後，美國的手帕和紙巾銷量大增，但口罩並沒有因此流行起來，這是很多專家們始料未及的。

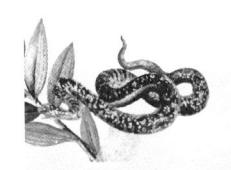

15 小丑為什麼引起恐懼？

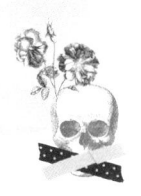

　　2019年上映的美國心理驚悚片《小丑》（Joker）中，飾演小丑的男主角瓦昆·菲尼斯克（Joaquin Rafael Phoenix）因其精湛的演技在隔年榮獲第二十六屆美國演員工會獎、第七十七屆金球獎，以及第九十二屆奧斯卡金像獎等男主角獎項。

　　和老婆大人觀完此片後，她認為大體而言拍得不錯，但是男主角所扮演的小丑帶給她不小的驚悚感與黑暗感，我無奈地笑笑，這應該是所謂的「小丑恐懼症（Coulrophobia）」。

　　上述現象或許超乎我們的認知，理論上，小丑應該是歡樂的象徵，但是根據多項研究顯示，即便文化層面有所不同，仍有一定比例的成人跟兒童對小丑存有恐懼感。各領域都針對此心理狀態提出了各種解釋，2023年由英國南威爾士大學（University of Southe Wales）菲利浦·泰森（Philip Tyson）領導的團隊，更設計了一份心理測量問卷，找了987名年齡介於18歲到77歲的民眾，針對這個現象做了一些評估。

　　問卷的結果竟然有超過一半的受訪者（大約是53.5%）表示，他們至少在某種程度上對小丑感到懼怕，其中更有5%的

人顯示非常害怕，和其他各種恐懼症相較下，泰森的研究團隊發現，人們這種「非常害怕」小丑的程度，比起其他諸如對動物、高度或封閉空間感到「非常害怕」的恐懼程度還略高一些。

此研究和其他學者所做的調查研究有一個相似處，就是女性比男性更懼怕小丑，且恐懼感會隨著年齡的增長而減少，這點和其他的恐懼症有異曲同工之妙。

泰森的研究總共歸納出8個人們懼怕小丑的原因，在此提出比較有趣的幾點，第一個原因就是小丑的妝容讓他們看起來不像人類，讓人產生一種詭異或不安的感覺，這點和仿真人偶或人體模型的情況相似，這也說明了何以鬼娃恰吉（Chucky）的系列電影會讓人們有看到小丑時相同的恐怖感。

另一個原因和小丑化了濃妝，易於他隱藏內心的情緒有關，這為觀看者製造了不確定感，尤其小丑可能會做出一些對我們不利且不可預知的行為——這部分自然得歸功於流行文化，尤其是蝙蝠俠裡那位作惡多端的小丑，讓我們聯想到死亡、重傷害，從而喚起我們內心厭惡或迴避的情緒。

不過泰森也提出了一個無法解釋的現象，單憑生活經歷，按理說並不足以解釋人們為什麼會懼怕小丑？這和我們有時所面臨的一些不舒服的情況，如密閉空間恐懼症或高度恐懼症不同，對於這些，我們是在具有相當程度的接觸下才產生不

安感，但我們在生活周遭遇到過的小丑大多帶給人們歡愉和快樂的形象，這點可以從遊樂園裡那些取悅孩童的小丑表演，或是M速食店門口，為了招攬生意而製作的大型人偶得到證明，他／它們並不會直接引發我們的恐怖情緒。

　　泰森的研究給了我一個啟發，或許我們平常所懼怕的是那些刻意隱藏情緒、喜怒不形於色的狠角色吧？

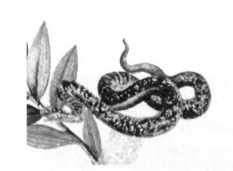

16 爭取參政權的女性醫療人員

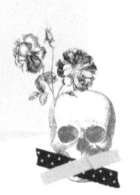

美國在第二世界大戰之後,開始逐漸變身世界霸主,並試圖將他們那一套民主自由,甚至是平等的價值觀強加給全世界;但事實上,在此之前,美國和大多數的國家一樣,不僅有種族隔離措施,在男女平等上問題也很大,最著名的莫過於在第一次世界大戰期間,美國婦女為了爭取自己的參政權,成立了醫療工作隊投入歐洲戰場這件事。

上述的主角是當時擁有200萬名會員的美國全國婦女選舉權協會(NAWSA),在意識到女醫師只占了全國醫師總數6%的名額,且只能在專為女性設立的醫院服務後,四位美國女醫師於1917年美國參加第一次世界大戰後不久,主動請纓,自願遠赴歐洲戰場為美軍提供醫療服務,卻因為身為女性而遭拒絕,於是,她們轉而承諾提供175,000美元的贊助,讓一支由醫師、護士和其他技術人員組成的全女性團隊,向法國提供建設戰地醫院的服務,為了讓計畫能順利進行,她們主動拿掉了「選舉權」三個字,改稱自己為婦女海外醫院單位。

第一批總共有78名女醫師和助手冒著生命危險在戰場上

服務,當她們的先頭部隊抵達法國北部吉斯卡德(Guiscard)時,迎接他們的法國軍醫看到竟然是由女性醫師所帶領的醫療團隊時,皆投以嘲諷的笑聲,不屑的表情全寫在臉上。

但那笑聲並未持續多久,這群女性醫護人員在最初的36個小時內,治療了約560名傷患,這支來自美國的醫療團隊很快就接掌了大部分的工作,並與法國的外科醫生並肩進行手術。

1917年5月27日至6月16日期間,德國人陸續向醫院發射了飛彈,造成數十名傷患、醫療人員和士兵的傷亡;但這群女醫師們無所畏懼,毫不退縮。當年身在現場的一名美國女醫師愛德華在日記中如此寫著:炸彈撼動了手術室和營房,砲彈的轟鳴聲與飛掠的軍機震動了大氣,我們在敵軍的炮火環伺下,在24小時內,為一百多名傷者進行並完成了手術。

有一些女性工作人員則被派往法國的其他地區,除了醫療工作外,她們也負責醫院的建造,為內部架好自來水跟電力的管路,甚至想辦法找到家具。

由於她們的英勇表現,法國政府將「英勇十字勳章(Croix de Guerre)」頒發給了三位醫師及一名護士。1918年11月簽署了停戰協議後,她們之中有些人選擇留在法國繼續服務,因為經歷大戰而飽受蹂躪的法國鄉村依然有醫療需求,返回自己土地的難民們健康情形也都欠佳,需要醫治。

上述只是整個故事中的一小部分,根據統計,那時約有25,000名美國婦女前往法國支援盟軍作戰,超過一百人被外國政府授予勳章。反觀美國政府呢?這段歷史在美國史上被刻意忽略,除了簡短的報紙報導外,這些女性工作者的貢獻沒有得到任何承認與肯定,她們的名字大多消失在歷史的煙塵裡。

　　美國國會直到1919年才通過憲法第19條修正案,禁止美國公民因性別因素被剝奪選舉權,但也要等到隔年才有36個州批准了該修正案。

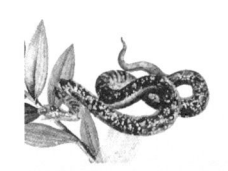

17 美國治療大流感的新奇處方

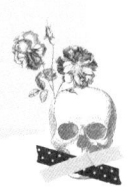

　　1918年大流感肆虐時期，有一種處方雖未經證實有效，可是在當時確實相當風行，那就是威士忌。而最耐人尋味的地方莫過於彼時的美國已經有超過一半的州頒有禁酒令，所以要取得合法的威士忌變的有些困難。

　　所謂「山不轉路轉」，那時候，實施禁酒的州政府（俗稱乾州，dry state）底下一些腦筋動得比較快的官員想出了一個解決方案，就是把因為禁酒令被沒收的酒釋放出來，讓醫師可以將威士忌當成一種處方開給患者。

　　當年，把酒精拿來作為治病的藥材，尤其是治療流感這件事，醫界的意見是分歧的，例如美國醫學會（American Medical Association, AMA）在1922年所做的調查指出，只有51％的醫生認為威士忌是必要的治療劑，他們抱持的理由是酒精有助於刺激患者因病變弱的心臟與呼吸系統，有些醫生則認為酒精的鎮靜作用可以幫助受苦的病患獲得舒緩。

　　有趣的是在當年的戰場上，美國軍醫有權力管理被沒收的威士忌，有時候威士忌也被送至軍營治療流感，但是美國軍方

對於這件事三緘其口,因為部隊裡也是有支持禁酒令的軍官,他們把將威士忌送到軍營治療流感這件事稱作是「惡魔般的匈奴陰謀(Diabolical Hun Plot)」,而且將幕後指使者的矛頭指向德國,稱其目的在藉由酒精讓美國士兵面臨致命的威脅。

在沒有禁酒令的州政府,人們依然可以自由購買威士忌和其他烈酒,甚至有某家公司的總裁擔心大流感造成員工生病導致營收損失,竟然購置了一批黑麥威士忌並公告員工,如果覺得身體有恙就可以前來領取,據他自己聲稱,他旗下的兩百多名員工因此沒有任何一人得到流感。

在大流感流行期間,美國政府對於治療它的處方並無任何監管機制,所以像是Influenzene或Spanfluenza這類為了流感而生的藥片,如雨後春筍般紛紛上市,它們的成分千奇百怪,唯一的共同成分就是都含有一定程度的酒精,例如當時最成功的專利藥品之一「Peruna」的處方裡,就有濃度高達28%的酒精成分。

基於這種情形,支持禁酒令的勢力開始擔心,是否會因為威士忌壞了國會好不容易才通過的憲法第18條修正案,讓禁酒令在全美境內徹底實施這樁美事無疾而終?於是起而窮盡洪荒之力向大眾遊說喝酒的壞處,終於在1919年1月16日,美國所有的州政府全面通過禁酒令,並且在一年後開始生效。

並不是所有的人都對上述的結果感到滿意,誠如歷史學家

格雷格・多爾蒂（Greg Daugherty）在文章裡提到的，1919年一名從戰爭歸來的士兵打斷了正在發表愛國主義演說的官員，他的話可說是代表了在臺下聽講的絕大多數士兵的心聲，當年的報紙上一字不差地刊載著他的怒吼：「我們為民主而戰，但最後我們得到的只是西班牙流感和禁酒令！」

所以說美國在1918年大流感時期，把威士忌當成一種地位崇高的藥物這件事，到底是對還是錯呢？

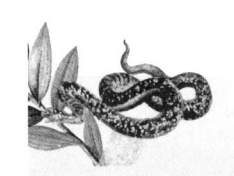

18 偉大的善心競速，雪橇犬的極地救援

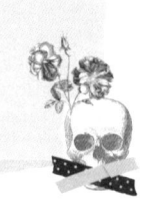

每年3月初，阿拉斯加按例會舉辦「艾迪塔羅德狗拉雪橇比賽（Iditarod Trail Sled Dog Race）」，由一位趕狗拉雪橇的人（英文稱做musher）率領一支由16隻狗組成的團隊，從加州的安克雷奇（Anchorage）出發，設法在最短的時間內抵達諾姆（Nome），行路過程中，會經歷各種嚴峻的考驗，包括冰川、強風、困難地形，以及各種極地氣候的試煉。雖然每年可能都會有參賽的雪橇犬陣亡，但動保人士仍無力阻止該項賽事的進行，因為它的背後有個相當感動人心的故事。

1925年1月，居住在諾姆的某個孩子突然感染了白喉，當地唯一的醫師柯帝斯・韋爾奇（Curtis Welch）知道，唯有抗毒血清才有可能讓這1,400人的村莊免於危難，於是他打電報向州長伯恩（Bone）求助，因為救命的藥物遠在1,000多英里外的安克雷奇，不幸的是當時諾姆結冰的港口使得海上運輸無法通行，飛機也因為氣溫太低無法飛行，唯一的辦法只有送到位於700英里外的尼那那（Nenana）的火車站，因此博恩招

募了最好的狗雪橇隊，以團隊接力的方式，希望能夠盡快將血清從尼那那運送到諾姆。

第一隊由美國陸軍中士，外號瘋狂比爾（Wild Bill）的香農（Shannon）負責，他所帶領的9隻雪橇犬在氣溫華氏零下60度趕路，雖然這些狗狗們長時間生活在這種酷寒的環境中早已適應了，然而為了爭取時間不得不增加速度，但跑太快又會發生肺部結冰的危險，儘管香農很小心，可惜抵達52英里外的托洛瓦娜（Tolovana）時，不僅自己凍傷，3隻雪橇犬也不幸死亡。

接手的賽帕拉（Seppala）也不遑多讓，帶著自己的領頭犬托夠（Togo）在結冰的諾頓海峽上，抄一條非常危險的捷徑，完成了史詩般的91英里路程，將血清交給了下一棒歐森（Olson），他需要運送的路程只有25英里。最後一棒的卡森（Kaasen）和他的領頭犬巴爾托（Balto）必須行經人跡罕至且最危險的路段，卡森還差一點將解毒血清遺失在暴風雨裡，為了尋找它，他的身體遭受很嚴重的凍傷。

這段接力賽全程超過1,000公里，在惡劣的環境與天候下只花了5天半就完成，抗毒血清終於交到了韋爾奇醫生的手上，不久之後，這座小鎮便解除隔離，免除了白喉的肆虐，遺憾的是在這趟使命中，有4條雪橇犬喪命。

領頭犬巴爾托是這項任務中最受重視的功臣，牠的銅像在

10個月後就被豎立在紐約中央公園裡,而因為這段旅程所啟發的文學作品及影劇作品更是不勝枚舉,也讓雪橇犬運送抗毒血清拯救整座諾姆鎮居民的傳奇故事可以永遠流傳下去。

這一段旅程最後被稱為「偉大的善心競速(Great Race of Mercy)」,在本文一開頭提到的每年在阿拉斯加舉辦的雪橇犬耐力賽就是為了紀念牠們的努力而來,所以當動保團體以各種理由希望這項帶有些許虐狗傾向的競賽停止辦理時,我內心就會浮現《論語》裡的那段故事:

「子貢欲去告朔之餼羊。子曰:『賜也,爾愛其羊,我愛其禮。』」

有時候儀式感會提醒我們一些事,尤其是溫暖的故事。

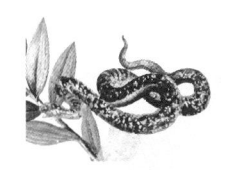

19
優生學的暗黑歷史（1）：
種族恐懼和階級偏見

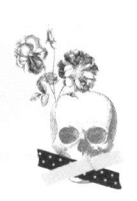

優生學（Eugenics）又稱為「善種學」，這個名詞是在1883年由英國遺傳學學者法蘭西斯・高爾頓（Francis Golton）所創。他認為人類的才能是透過遺傳來延續，所以我們可以說優生學是一門通過非自然或人為手段來改良國民遺傳基因的研究。

歷史上有關於優生學的記錄比想像中來得多，比如早在公元前400年，在柏拉圖的著作裡就主張了類似的概念，他認為優秀的男女應該結合在一起繁衍後代；希臘城邦斯巴達更實際應用此一概念培養出卓越的戰士，造就他們人口為數不多，競爭力卻是眾城邦中最強的地位。

隨著19世紀末達爾文主義的盛行，優生學明顯受到重視，但是因為科學研究的正確態度不足，再加上一些研究者的偏見，讓它成為了科學家迫害他人的手段，也為那些「白人至上主義者」鋪了路。

20世紀早期的美國正是這種走歪路的優生學代表，有27

個州頒布了強制絕育、種族隔離法和婚姻限制法律,以加州為例,雖然它是第三個採用此類律法的州,卻是這種優生學蓬勃發展的中心,因為它擁有多數聞名的優生學學者,如美國陸軍性病研究專家保羅‧波朋諾(Paul Popenoe)博士、查爾斯‧戈尼斯等,這些人共同的特色是背後都有慈善機構和企業的金錢資助,例如卡內基研究所、洛克斐勒基金會,以及哈里曼鐵路財富公司,更不用說知名的史丹佛大學、耶魯大學、哈佛大學和普林斯頓大學裡,都有與他們結盟的科學家。

根據記錄,加州的優生學實踐者大約對6萬名美國公民進行了強制絕育,並且強行將數千人隔離在某些地方。第二次世界大戰之前,美國有一半的節育手術是在加州進行,即使在戰後,它也占了全美這種手術的三分之一。

1902年時,時任史丹福大學校長的大衛‧斯塔爾‧喬丹(David Starr Jordan)在他著名的種族書信〈國家的血統〉(Blood of a Nation)一文裡,首次提出了種族和血統的概念。他主張人類的品質和條件,如天賦才能和貧窮,都是通過血統所傳遞。

或許有人會說美國人比較變態,但是我們必須瞭解在20世紀初期,它的人口結構飽受移民動盪和重建後的混亂所困擾,種族衝突無所不在,這促使了那些所謂的菁英主義者或進步主義者,順勢把他們積壓在內心已久的種族恐懼和階級偏見

藉由優生學的觀念發洩出來,並趁此創建一個他們理想中的優生世界。

醫生有時候也是這群人強而有力的幫手,前面談到的絕育手術,在加州立法並實施的前25年裡,共有9,782位患者被迫接受了這項手術,其中大部分是女性,手術的理由則是被診斷為「壞女孩」、「性慾過盈」或是「有任性性行為」。

這種今天看起來匪夷所思,甚至是毛骨悚然的行徑,想必會讓大家感到不舒服。即便數年來這些歷程都被刻意淡化,但已深深印刻在歷史的年輪裡。

20

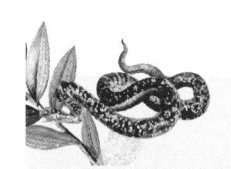

優生學的暗黑歷史（2）：
有黑人血統的人在法律上都是黑人

在上一章裡我們談到早期優生學不堪的一面，它或許激起了你／妳心中的憤慨，那你／妳可要有心理準備，相較於接下來要說的事，它可是小巫見大巫了。

話說在1935年，德國通過了兩條極具歧視性的法律，一是〈帝國公民法〉（Reich Citizenship law），另一個是〈保護德國血統和德國榮譽法〉（Law for the Protection of German Blood and German Honor），它們被統稱為〈紐倫堡法律〉（Nuremberg Laws），此法賦予了發生在第二次世界大戰期間，納粹德國迫害猶太人以及大屠殺等情事的合法性。

這些法律的目的是為了保有純正的亞利安血統，它的擬定除了來自納粹德國本身的意圖外，也參考了其他國家與其想法相符合的做法，誠如耶魯大學法學院教授詹姆斯·惠特曼（James Whitman）所言，20世紀初就已經嫻熟種族隔離的美國便是納粹德國靈感的來源。

1896年美國最高法院裁決「普萊西訴弗格森案（Plessy

Vs Ferguson）」，同意路易斯安那州有權要求黑人和白人使用不同的火車車廂，最終這個決定全面衍生出隔離的餐廳、隔離的公共浴廁，甚至是飲水機等其他設施，並被美化為「隔離但平等」的政策。

　　納粹德國吸收了上述的概念，但仍覺得有所不足，雖然種族隔離適合他們的計畫，不過德國的猶太人和美國的黑人狀況並不一樣，美國的黑人大都貧窮且受到壓迫，而猶太人在納粹德國眼裡卻是富有而強大，因此必須採取更加強力的措施。

　　這些剝奪猶太人權的法律，是參考了美國如何將美洲原住民、菲律賓人和其他群體視為「非公民」——即使他們居住在美國的領土上。德國人的做法表面上較美國更顯寬容，儘管法律褫奪了猶太人的德國公民身分，卻還是稱他們為公民（Nationals），但又另訂了一些嚴苛的限制，尤其是異族通婚。然而，如何確定誰是異族呢？這當然還是要參考美國的先例，即所謂的「一滴（One-Drop）」普遍原則，即任何具有黑人血統的人在法律上都歸為黑人，不能和白人通婚，此外，自然也定義了亞洲人或美洲原住民的構成要素，以防止這些群體和白人結婚。

　　所以我們可以看到，在第二次世界大戰美國未參戰前，納粹德國的一些種族隔離政策並沒有得到美國人的一致譴責，美國的優生學家甚至十分欽佩他們關於種族純正的思想，如同

惠特曼所言，這些人還讚揚並宣傳了他們的理念。所以當你／妳看到在1938年，美國飛行員查爾斯‧林德伯格（Charles Linderbergh）接受德國納粹黨所頒發的「萬字符號勳章（Swastika Medal）」的歷史記錄時，也就不足為奇了。

不過好笑的是惠特曼指出，納粹德國竟認為美國的種族分類法比自己在德國所訂定的法律還要嚴苛許多。

然而珍珠港事變發生後，美國決定投入二次世界大戰，並且採取了堅決的反納粹立場。當時身處美國軍隊的黑人的處境其實非常尷尬，對外，他們要戰勝軸心國，對內，則必須擺脫和德國一樣的種族隔離制度。

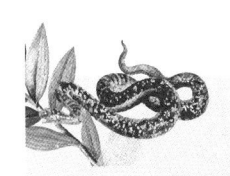

21 武術巨星李小龍猝亡之謎，攝入過多的流體食物

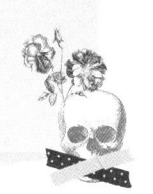

1973年7月20日，華裔武打巨星李小龍猝死於香港，享年32歲。由於他是知名人物，加上死亡的地點又是在情婦的床上，有鑒於此，他的死因多年來猜測頗多，眾說紛紜，從藥物過敏、暗殺、吸毒、中暑，甚至是縱慾過度等等，精彩程度絕不亞於他的電影。

根據當時香港政府的說法，李小龍的遺體經過解剖後發現，胃中殘留有大麻、阿斯匹靈以及一種止痛藥Equagesic，加上腦部呈現水腫現象，官方定調他的死因為Equagesic過敏造成。不要說普羅大眾不相信，連學者也覺得荒唐，他們指出李小龍並非第一次服用這種藥物，況且他死前抱怨的是頭痛，吃過藥之後去床上休息就沒有再醒過來，完全不是這種止痛劑典型的中毒現象。

另外一個有名的推論來自李小龍的傳記作者馬修・波利（Mattthew Polly），他在2018年出版的《李小龍傳》裡說到，李小龍應該是中暑而亡。理由是根據當時的天氣記錄，那天香

港的氣溫非常悶熱，不過這種說法當然也被專家狠狠地打臉，因為中暑的患者通常是體溫調節中樞失效，在死亡之前會呈現不穩定的生命徵象，相信大家都知道臺灣某位洪姓軍官因被不合理體罰導致中暑身亡的事件，媒體上對於他被送醫前，身體狀況的種種描述與不適，和李小龍只是頭痛喝了點水去睡覺截然不同，波利只是以他在過世前接受了腋窩汗腺切除手術來推斷，這樣的證據實在太薄弱。

2022年西班牙腎臟科專家普里西拉‧維拉爾瓦佐（Priscilla Villalvazo）率領的醫療團隊也加入了李小龍死因的論證，他將推論投稿於《臨床腎臟雜誌》（*Clinical Kidney Journal*），這本雜誌期刊的影響指數（impact factor）高達5.86分，在學術界並非等閒之輩，自然值得我們看看裡頭說了些什麼。

維拉爾瓦佐大膽提出了一個假設，他認為李小龍的腦水腫是低血鈉症（Hyponatremia）所造成。波利在文中提到，根據查證之前的病歷顯示，在李小龍過世前的2個月，他在為電影配音時出現恍神、迷失方向、走路搖晃，最後身體開始抽搐等現象，於是被緊急送至浸信會醫院，診斷出腦水腫，並以甘露醇治療。

另外一個猜測是來自李小龍的元配琳達的說法。她說李小龍為了保持身材，經常攝入過多的流體食物，如胡蘿蔔汁和蘋

果汁等,幾乎很少吃固體食物,所以在他過世前2個月體重下降的非常厲害,這也是人們經常提到他的體脂很低的原因。

維拉爾瓦佐認為的其他重要成因還有長時間過度鍛鍊身體,造成體內調節鈉的荷爾蒙失衡,這情況常常發生在馬拉松跑者或是過度使用肌耐力的運動員身上,當這種狀況產生時,再加上止痛藥的使用,無疑會加劇低血鈉症狀。

有鑒於此,維拉爾瓦佐才會假設李小龍的死是出於一種特定形式的腎功能障礙,因無法排出足夠的水分以維持體內電解質的穩定,加上過度的飲水與尿液中的水分排泄不匹配進而導致低血鈉症,最後引發腦水腫身亡。文獻上記載,這樣的病患通常在幾小時內就會死亡。

我只能說影劇名人的死如果沒有好好做說明,永遠都是羅生門,是另一場戲幕的開始,不用那麼認真。

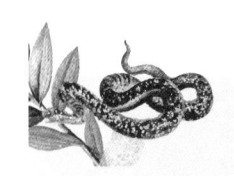

22 如果沒有這位黑奴，西方天花疫苗還得延遲

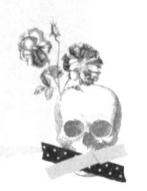

天花是一種致命的傳染病，目前世界衛生組織已經宣布它已從地球上絕跡。翻開歷史，人們大都會將今天這成就歸功於首要的貢獻者，即18世紀末英國的愛德華·詹納（Edward Jenner）醫師。他利用接種牛痘來預防天花的傳染，不過有一個問題必須先釐清，他並非第一個使用疫苗來預防天花的醫師，最早應該追溯至十七世紀中國的明代開始，那年代就陸陸續續有人嘗試用天花感染者身上的膿包，試著讓人們受到輕微的感染進而預防天花的傳播，這種「種人痘」的方法，後來在18世紀初被英國駐土耳其公使的夫人傳回歐洲＊。

無獨有偶的是在18世紀初的美國波士頓天花大流行時，

＊請參見拙作《鐵與血之歌》裡，〈永不停止的疫苗戰爭〉一文。

也有醫生利用相同的方式來阻止大規模的傳播，結果因為提供方法的是黑人，使得這種方法如曇花一現，無法擴及一般民眾。

故事始於1706年，波士頓的一位清教徒牧師科頓・馬瑟（Cotton Mather）買下了一名來自西非的奴隸，並引用聖經裡的故事將他取名為阿尼西穆斯（Onesimus，意思是『有用的』）。雖然馬瑟認為阿尼西穆斯這個人行為不檢點，在日記裡稱他是邪惡且無用之人，但談到有關他接受了一種手術而避免了天花的發生這件事時，卻又對他這個人十分有興趣。

阿尼西穆斯所提到的手術是將天花感染者的膿液，在醫生的監督下擦到手臂被製造的傷口上，雖然會有短暫的身體不適，但之後就不怕天花的感染。

馬瑟牧師其實有做了核實的工作，知道這種方法在土耳其和中國都有人試過，當時的波士頓是美國很大的黑奴引進港口，所以他也去那裡問了做過相關手術的奴隸，得到了相同的答案。

所以當1721年波士頓天花大流行時，馬瑟牧師試著說服在當地執業的扎布狄爾・博伊斯頓（Zabdiel Boylston）醫師，問他是不是能夠做這樣的嘗試？結果他答應了。不只幫他自己的兒子，也幫其他的奴隸以阿尼西穆斯提供的方法施做手術。在他陸陸續續處理的242個人中，只有6個人死亡，死亡

率大概為2.5%；而當時波士頓的居民大約每11,000人中，感染天花者就有約6,000多人，死亡人數根據記載大概為850人左右，和接種人痘的居民相比，約莫將近多了7倍。

波士頓的居民當然知道，這個方法是馬瑟牧師的黑奴所提供的方法，所以並沒有很多人去找博伊斯頓醫師做手術，甚至有激進分子在1721年11月某天，朝馬瑟牧師的家中扔了一顆炸彈，幸運的是它並沒有爆炸，但附在上面的訊息強烈且直接：

「科頓・馬瑟，你這狗東西，該死的！我會給你接種這個，順便送你天花。」

博伊斯頓醫師的倡導和觀察實際上是有記錄以來最早的臨床試驗之一，而且他使用了實驗組和對照組來證明接種的有效性。若非方法的提供者是黑奴，或許今日的天花疫苗就會是另一番景象。

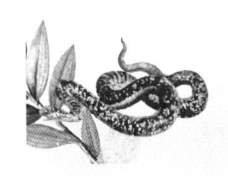

23 輸精管結紮增強性慾、提升能量

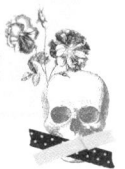

因為睪丸酮（testosterone）可以增加肌肉的力量，截至目前仍被列為運動員比賽時的禁藥。它是在1927年，由芝加哥大學化學教授弗萊德·科赫（Fred Koch）從20公斤的公牛睪丸中分離出的僅20毫克的一種物質，可以讓閹割過的公雞、豬和老鼠重新獲得雄性的活力。到了1935年，德國先靈（Schering）公司的阿道夫·布特南特（Adolf Butenandt）終於弄清楚了公牛睪丸中的活性化合物分子結構，之後，便開啟了對睪丸酮的蓬勃研究。

睪丸酮的發現雖是前述兩位學者的貢獻，但是針對它的研究，大多數的學者都認為是由奧地利的內分泌學先驅，同時擔任過維也納科學院生物研究所所長的尤金·施泰納赫（Eugen Steinach）教授所啟發。他在1912年時，將雄性豚鼠睪丸移植到雌性豚鼠體內，結果，某種分泌物導致雌性豚鼠出現雄性的行為，例如騎在伴侶身上做出類似交配的動作，施泰納赫認為那是受睪丸裡的某種腺體分泌物質的影響而來。

不過施泰納赫最讓人嘖嘖稱奇的倒是另外兩件事。第一

是在世界大戰之後,他曾經透過將睪丸移植到男同性戀者的體內,試圖改變他們的性取向,甚至委託某傳播公司將這項研究拍成一部電影──當然沒有達到任何的效果。

另外一件可就更瘋狂了。我在之前的著作中曾提到的陽痿治療裡,一位名叫沃羅諾夫(Voronoff)的法國醫師在義大利成立了一座「猴子農場」,專為男性移植猴子睪丸做回春手術*,施泰納赫受到了啟發,認為有種更簡單的方法可以讓身體產生更多的雄性激素,那就是將一側的輸精管做結紮,在當時被戲稱為「施泰納赫化(Steinached)」。

施泰納赫在他的著作《性與生活》(Sex and Life)中,描述了他的病人如何從虛弱無力,宛如一隻流著口水的雄蜂,轉身成為精力充沛的男人,甚至有人直接扔掉老花眼鏡,一天刮上兩次鬍子,變成力大無窮的壯漢等神奇改變。

你不要以為只有知識水平不高的階層人士會相信他,相反的,許多社會賢達都是他的患者,比方說著名的心理分析學大師佛洛伊德,他在67歲時接受了手術,希望能增進自

＊請參見拙作《暗黑醫療史》中,〈陽痿狂想曲〉一文。

己的性慾,甚至是一般的工作能力;著名的愛爾蘭詩人葉慈（Yeats）在69歲高齡時,也嘗試了這項治療,並於1937年為此發表文章做見證,深信是施泰納赫恢復了他的創造力,而且還加碼配合醫生演出,找了一位只有他一半年齡的女士共進晚餐。葉慈這種公開宣示自己宛如邁入「第二次青春期」的行徑,讓他成為了全都柏林媒體的笑柄,謔稱他為「腺老頭（Gland Old Man）」。

相信很多讀者在看完這些趣聞後可能會捧腹大笑,但我笑不出來,即便到了現在,每天接近午夜時分,購物臺琳瑯滿目的「雄性回春商品」也不見得會比施泰納赫高明許多;諸如「高舉金槍不倒、無效退費」這種口號,什麼誇張的話都說得出口。但誰敢出面告他們呢?上了法院不就等於公然宣布自己是性無能!

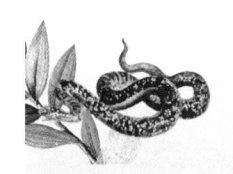

24 同性戀者的轉化治療

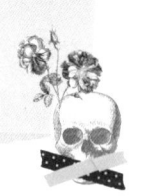

男同性戀者在西方的醫學史裡,曾有一段非常長的時間被認為是不正常,甚至被以罪犯來看待,例如19世紀著名的作家奧斯卡‧王爾德(Oscar Wilde)就因為和當時的伯爵道格拉斯之子波西(Bosie)交往,被伯爵以違反悖軌法(Sodomy Law)告上法院,最後還因此服刑。他的案件是現今同性戀平權運動史上,被引用最多次的案例之一。

當時的社會氛圍是如此,醫學界自然不可能置身事外,所以在19世紀末,醫師們開始關心起同性戀的問題。他們為同性戀者的慾望貼上標籤,甚至希望能找到治療的方法,將大眾眼中不正常的病徵矯正回來。

1899年德國的精神病專家阿爾伯特‧馮‧斯倫克－若青(Albert von Schrenck-Notzing)在一場催眠會議上大放厥詞,吹噓自己成功讓一名男同性戀患者恢復正常,方法是進行了45次催眠,並帶他去嫖了幾次妓,甚至大言不慚地說通過催眠,他操縱了男人的性衝動,從而將對方的「性」趣轉化成對女人持久的渴望。

斯倫克－若青料想不到的是，他的一派胡言竟開啟了一場治療的革命，後人稱為「轉化療法」（Conversion Therapy），激勵了醫師們絞盡腦汁要用自己的方式讓這些被認為是性取向不正常的人回到正常的面目，不想卻適得其反。整個20世紀的時間裡，同性戀者被另眼相待，不只沒有幫他們恢復所謂的正常，甚至加諸了羞恥、痛苦和自我憎恨在他們身上。

　　當年的醫生們依循了奧地利內分泌學先驅施泰納赫的論點，認為男性的慾望根源源自於睪丸，於是男同性戀者們被閹割，被移植異性戀者的睪丸。

　　佛洛伊德是極少數想法較正常的醫師之一，他假設人類生來就是雙性戀，而同性戀者是因其他的條件作用而來，且認為他們本身並不是病態，只要用心理干預措施就可以治癒他們。

　　有些患者接受了電休克治療，有些接受了慘無人道的腦白質切除手術，更有少數的瘋狂醫生，像是美國的羅伯特・加爾布雷斯・希斯（Robert Galbraith Heath），竟在患者大腦裡的9個不同區域植入電極，從後腦杓引出導線，再用觸發器加以電擊刺激，更甚的是他還找來妓女，或要求患者看異性戀的情色作品，試圖藉此改變男同性戀者的性取向。

　　另一個治療分支名為「厭惡療法」（Aversion Therapy），簡單的說就是讓同性戀者對同性慾望感到厭惡。在醫療監督下，他們被注射化學藥劑，促使他們在看到自己同性愛人的照

片時，就會產生嘔吐現象，其他諸如在觀看同志情色作品或變裝照時，對他們施以電擊，而電擊部位大多是他們的生殖器。

歷史學家埃利斯・謝尼爾（Elise Chenier）指出，厭惡療法的支持者聲稱此療法的治癒率高達50%以上，卻從來沒有提出真正的科學數據來證明自己的說法，也因而一直被視為偽科學，和一般江湖術士的地位差不多。

談了這麼多有關早期同性戀者的轉化治療，仔細想想，有時候醫師的偏執確實相當恐怖，對於不喜歡的人，一般人可能就是打打嘴砲，手握治療工具的醫生卻常搖身一變成為加害者。

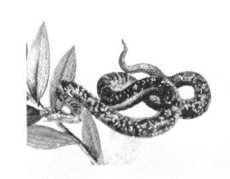

25 邪惡的精靈「鈷」在醫療中的關鍵作用

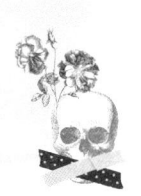

　　電動車的需求大增，使得電池中的重要成分「鋰」轉身成為貴金屬。不過電池的組成成分並非只有鋰而已，其中的「鈷」也是不可或缺的原料。在這裡，我不是要談論經濟發展，而是要說說「鈷」在醫療上的一些趣事。

　　人類使用鈷的歷史很早，埃及法老的金字塔陵墓中，琳瑯滿目的陪葬物裡，有一種藍色的玻璃，裡頭就有鈷的化合物。古希臘人和羅馬人也會利用它來製造美麗的藍色玻璃。另外，科學家也發現，唐三彩上的藍色部分也有鈷的化合物。

　　鈷到底是怎麼被發現的？根據歷史記載，1753年瑞典化學家布蘭特（Brandt）從輝鈷礦中分離出帶有淡淡玫瑰色的灰色金屬，裡頭含有純度很高的鈷，他因而被公認為鈷的發現者。7年後，另外一位瑞典化學家柏格曼（Bregman）精鍊出純度很高的鈷，就此確定了它的金屬地位。1789年，拉瓦錫（Lavoisier）首次將鈷列入元素週期表內。

　　鈷的英文「cobalt」乃源於德文的「kobold」，意思是壞精

靈或妖魔，此字義的典故來自中古世紀時期，德國的薩克森州有一座規模很大的礦床開採中心，礦工們發現一種外表形似銀的礦石，在冶煉的過程中，它會釋放出毒氣（現在知道是二氧化硫及砷）造成礦工的死亡。當時的人們以為是地下惡魔在作祟，所以會在教堂裡誦讀祈禱文，祈求礦工們能擺脫這種地下惡魔的殘害。這種類似銀的礦石便是輝鈷礦。

那麼鈷和醫療歷史到底有什麼關係呢？1930年美國醫師卡斯爾（Castle）發現惡性貧血患者的胃無法像正常人般分泌一種內在因子，而他們在食用動物的肝臟之後卻能改善病情，在多位科學家的努力下，終於在1949年分離出這種抗貧血因子，就是我們現在熟知的維他命B12，它裡頭的主要成分就是鈷──同時也是維生素群裡唯一含有金屬元素的代表。鈷能夠防止維生素B12被腸道內的微生物給破壞，但是鈷並不能直接被身體所吸收。

另外，鈷最重要的醫療運用就是使用在放射性治療上。20世紀早期對於癌症尚處於束手無策之際，科學家們發現，高能量的X射線可以穿透身體，直擊深層組織的腫瘤；遺憾的是，這種設備巨大且昂貴，一直到第二次世界大戰期間，在為製造核武而作的曼哈頓計畫裡，意外發現核反應堆裡的鈷，在經過中子輻射後，會成為高活性伽瑪射線的發射體，即大眾所熟知的鈷-60。在直線加速器尚未發明前，它可是癌症放射治療不

可或缺的重要元件,因為它比核反應堆裡其他金屬所形成的伽瑪射線源擁有較長的半衰期,不過每5年左右也還是需要更換一次。

　　結束這個故事前,還是要提醒那些缺了維生素便感覺人生不夠精彩的讀者們,服用維生素B12時,有兩點需要特別注意;一是當體內有惡性腫瘤時,不要拿它作為營養補充品,因為它會促進腫瘤的生長,再者,它經過高溫加熱或遇上維他命C時,就會失去功效。

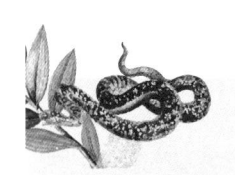

26 迷幻藥「LSD」帶來的影響

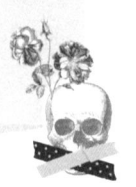

　　冷戰時期的美國約是1950年代時，曾企圖利用藥物來控制人類的思考活動，甚至是運用在偵訊時，讓犯人吐真話，一場著名的MK-Ultra計畫於焉揭幕，計畫中的許多實驗皆以當時嬉皮愛用的「LSD」作為研究主體，最後以失敗告終*。無獨有偶，同一時間的英國也有類似的計畫在進行，不過他們的手法比美國人拙劣，計畫失敗多年後雖不願承認錯誤，卻還是賠錢了事。

　　故事的主角波頓當（Porton Down）位於英格蘭威爾特郡的一座科學與國防技術園區，它最初成立於1916年，時稱「陸軍部實驗站」，後更名為「皇家工程師實驗站（Royal Engineers Experimental Station）」，為的就是進行化學武器的

＊請參見拙作《怪奇醫學研究所》中，〈LSD與美國中情局〉一文。

開發與研究。

此機構的神祕性我就不在此多做贅述。它最近一次成為媒體焦點是在2018年，起因是毒殺流亡在英的前俄羅斯間諜謝爾蓋・斯克里帕爾（Sergei Skripal）和他女兒尤莉亞（Yulia）的神祕物質諾維喬克（Novichoc），經確定是一種來自俄羅斯國家致力研究的神經性毒劑。

波頓當在1950年代時找了一批英國軍人，問他們是否自願成為實驗對象，加入找出治療普通感冒方法的研究計畫，並請英國廣播公司（BBC）為實驗影片配音旁白解說。影片中，一群皇家海軍陸戰突擊隊的隊員在喝下名為沃塔（Wartah）的飲料約莫20分鐘後，這些平日訓練有素的軍人不是癡傻地笑著，就是躺臥在地無法動彈，還有些人不顧一切地爬到樹上想要餵鳥，部隊指揮官最後承認無法控制自己的部下，也跟著原地傻笑。

眼前看似吸毒後的歡樂場景，日後卻是令人惋惜的結果。於1953年接受實驗的19歲飛行員唐納德・韋伯（Donald Webb），曾經在一周內多次服用LSD，不僅在當下出現了可怕的幻覺，那種令他驚恐的記憶至少持續折磨他十多年。2006年，他與當時的另外兩名退伍軍人一起狀告政府，最終獲得賠償，但國防部自始至終沒有承認自己的錯誤。

這是時代的悲劇。和美國的心思一樣，1960年代的英國

政府冀望以科學研究和技術發展的方式研發出某種化學武器來控制人的思想，藉以將戰爭形式人道化。一股尋索「失能劑」的風潮，頓時充斥在政府部門和學者之間。凡走過必留下痕跡，英國布拉德福大學（Bradford University）教授馬爾科姆・丹多（Malcolm Dando）找出了1963年5月，英國內閣國防委員會的會議記錄，記錄中，白紙黑字寫著：「增加致命性和致殘性武器的研究和開發。」理想終歸是理想，而現實總是殘酷。

LSD只是其中一部分，波頓當更進一步聯繫了醫學院裡的蛇毒專家，試圖找出一種人道的「失能劑」，此外，連沙林毒氣也被作為實驗主體之一。所以在1953年，當飛行員羅納德・麥狄森（Ronald Maddison）因為這項實驗出錯而亡時，最初的調查是以維護國家安全為由閉門進行，調查結果則以意外死亡終結；51年後的第二次公開調查中，則全然推翻了前述的判決，判定英國政府非法殺人。

我想說的是戰爭是殘酷的，所謂人道「失能劑」的想法太過天真，要在避免敵方大量傷亡下取勝是萬不可能的，除非日後的戰爭能改變型態，雙方如打電動般，全程遙控操作機械兵交戰還有那麼些可能。

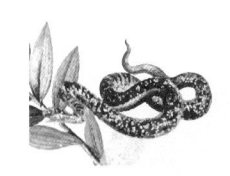

27 男人以什麼姿勢小解很重要？

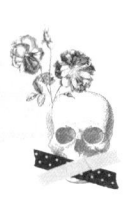

　　知名的英國國際網路市場調查和數據分析公司YouGov在2023年初，對全球13個國家、7,000位以上的男性進行問卷調查，徵詢他們有關小解時的姿勢是站是坐？讀者們或許覺得這問題很無聊，一般來說，醫學文獻並沒有特別針對這點做研究，因為一名健康的男性到底是站著還是坐著小解並不重要，它所需要的時間、尿流量，甚至是膀胱排空的程度無論採站姿或坐姿，事實上並沒有什麼差異，不過隨著2021年澳洲邦德大學（Bond University）的學者克里斯蒂安・莫羅（Christian Moro）的文獻回顧發表後，這個問題引起了大眾的興趣。

　　首先來說說問卷調查結果，YouGov發現德國男性中，40%都是坐著小解，澳大利亞男性占25%，美國則僅有10%。某些傳統觀念裡認為站著尿尿代表高人一等，尤其德語裡，「Sitzpinkler」坐著小解這個字的意思，同時也是懦夫、娘娘腔或嬌生慣養的同義字，基本上是相當貶損的字辭，不過德國男性似乎並不在意。

　，上述的調查還存在明顯的世代差異，年齡愈大者坐著小解

的比例愈高，再以德國的男性為例，55歲以上的男性高達49%有坐著小解的習慣，但是來到18至34歲這個族群時，占比則下降至28%；有趣的是英國的男性銀髮族和德國恰恰相反，有高達40%的人表示自己從不坐著小解。

不知道是哪些文化上的不同造成各國男性小解姿勢的差異，但是以醫學的觀點來說，有下尿路症狀的男性，如攝護腺肥大者其實較適合坐著尿尿，因為2014年荷蘭萊頓大學醫學中心（Leiden University Medical Center）的泌尿專家葉德容（Ype de Jong）發表的論文顯示，尿路動力學證據表明，坐著小解有助於完全排空膀胱。

上述主題對醫療從業人員來說可能沒什麼大不了，但是到了記者手上，小題就會變成大作。英國衛報記者沃拉斯頓（Wollaston）在前述的調查報告發表後，趁勢追擊，不僅談到男人小解姿勢的習慣因國情不同，還講述了一個有趣的故事。

美國機械工程學教授塔德‧特拉斯科特（Tadd Truscott）在研究清酒的流體動力學時，為了深入瞭解男性小解時尿液飛濺的方式，竟使用排尿模擬器和高速攝像機進行研究，並在2013年第60屆美國物理學會的流體動力學分會的年會上，發表初步報告。

尿液在流出3到6英吋之後，會開始分解成水滴，接著互相撞擊，所以如果你是站著小解，尿液往往會濺起很大的水

花，特拉斯科特才會做如是說：在浴廁裡，假使你的牙刷距離馬桶三四米以上，或許沒有什麼問題，如果只在二米以內，那就不太行。

雖然尿液是無菌的，即便飛濺在牙刷上也沒什麼大不了，但是廁所裡往往藏汙納垢，尿液裡的尿素是大腸桿菌的絕佳生長劑，如果你站著小解、牙刷又放得離馬桶很近，很可能只擺放一天以上，你的牙刷上頭就滿是細菌。

沃拉斯頓倡導男性應該坐著小解，看似扯遠了，但用流體力學教授的實驗來證明其隱藏的風險後，讀起來的說服力果然不一樣。

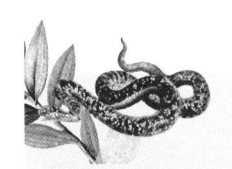

28 靈性助產士：
一位女性嬉皮主義引發的醫療反思

2013年伊娜‧梅‧加斯金（Ina May Gaskin）入選了美國的全國婦女名人堂（National Women's Hall of Fame），她雖然是半路出家的助產士，卻被譽為真正的「助產士之母」，她的故事值得我在這邊說一下。

根據醫學史學家溫迪‧克萊恩（Wendy Kline）所寫的故事，加斯金在1960年代生下了她的第一個孩子，生產過程中，因為醫生使用產鉗使得她的生產經驗非常不好，鑒於這次的不愉快，這位以女嬉皮自居的理想主義者開始尋找一種更好的分娩方式。她和丈夫史蒂芬（Stephen）於1971年帶領了一支巡迴演說隊，走上日後協助產婦自然分娩的康莊大道。

加斯金認為在家分娩是女性天賦的權利，而她技術的習得處，是第二次世界大戰結束後，受聯合國兒童基金會之邀隨八路軍去到中國華北的胸腔外科醫師立奧‧埃洛賽（Leo Eloesser）為助產士缺乏的地區所撰的《懷孕、分娩和新生兒：農村助產士手冊》（*Pregnancy, Childbirth and the*

Newborn: An Manual for Rural Midwivies），由於這種旅行全國各地的參訪模式，促使他有機會在汽車後座引導他的追隨者進行自然分娩。

不要以為埃洛賽醫師的手冊默默無名，早在1970年之前，它就已經被譯成多種語言暢銷全世界，也因為它的指引，啟發了加斯金與近200名嬉皮人士所組成的隊伍，在田納西州薩默敦（Summertown）成立了一所名為「農場（The Farm）」的公社，並在當地家庭醫師約翰・威廉姆斯（John Williams）的協助下，建立了產婦分娩中心，它可說是美國最早的院外分娩中心，提供產婦各種產前護理環境的住宿。

雖然飽受主流醫界的批評，加斯金與其追隨者仍不斷地追求助產技術的精進，更在1975年出版了《靈性助產士》（*Spiritual Midfiery*）這本暢銷書，它讓成千上萬的女性認識到，即便是在被視為全世界醫學最先進的美國，醫師並不是唯一能夠接生出健康嬰兒的人，而加斯金的理念更激發了一場持久的生育實踐革命。

可別以為他們與當時那些嬉皮人士一樣貼著「反潮流及反科學」的標籤，在促進和實施家庭分娩的同時，這些助產士也會接受主流醫學的知識和技術，像是他們會使用硝酸銀滴眼液幫新生兒預防結膜炎。

根據學者杜蘭德（Durand）在1992年發表的研究顯示，

農場在1971年到1989年間,共幫助了1,707位婦女分娩,和同時間全美超過14,000名在醫院由醫師協助生產分娩的情況下做比較,就低妊娠風險的產婦而言,這些不被視為專業人士的助產士所做的貢獻並不亞於專業醫師們。

加斯金在1996年至2002年間擔任北美助產士聯盟的主席,2003年成為了耶魯大學訪問學者,2009年英國西倫敦大學(Western University of London)授予她榮譽博士學位,藉以表彰她在自然分娩與作為助產士有效且兼具安全性的工作。

這個故事在《時髦的科學》(Groovy Science)一書中有精彩的描述,裡面不只翻轉了這些助產士給我們的刻板印象,也介紹了嬉皮時代一些傑出人士所做的貢獻,以及許多令人感到驚奇的故事。遺憾的是沒有中文譯本。

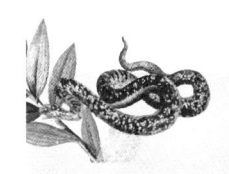

29 醫師搶奪患者的血腥決鬥

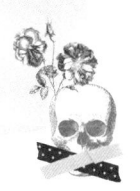

我曾經在著作裡說過,美國醫學會(AMA)的創立最重要的原因是為了阻止醫生們彼此搶奪病人,歸究其最早起因乃因兩位醫師的血腥決鬥*而起,或許會有讀者覺得很扯,但是底下要談的故事可是扯上加扯。

在1750年牙買加的金斯頓港(Port of Kingston),一位非科班出身的醫師約翰・威廉斯(John Williams)利用他多年在奴隸船上的工作經驗,出版了一本小冊子談黃熱病(yellow fever)和黑水熱(blackwater fever)。以當今的角度來看,威廉斯的成就是非凡的,因為當時醫學界認為上述兩種疾病的病原是相同的,只是表現出來的病徵不一樣而已。

黃熱病顧名思義即發病者的皮膚會因為肝功能受損的黃

---

*請參見拙作《怪奇醫療史》中,〈醫師的決鬥與團伙〉一文。

疸現象而呈現黃色，它的主要感染源是黃病毒（flavivirus）；而黑水熱則是瘧疾的另一種極端形式，起因為紅血球遭破壞導致嚴重的血尿，致使患者的尿液看起來像咖啡色——威廉斯認為這兩種病是不一樣的，因為黑水熱可以用金雞納樹皮來治療，而黃熱病不能。他的推論十分正確，醫學界要等到1884年，英國的約翰‧法雷爾伊期蒙（John Farrell Easmon）才把瘧疾和黑水熱的正確關係聯繫在一起。

如果當時威廉斯能儘量宣傳他所寫的小冊子，或許他就可以名留青史；然而他卻為了宣傳自己的醫術，不斷地在各個場合，甚至是出版品上，挪揄嘲諷那些在歐洲受過正統醫學教育的醫生們，指稱他們工作時沒有和病人真正接觸，而是利用古書裡異想天開的想法，只會給病人喝神祕的毒液，有時甚至直呼那些醫生是笨蛋。

威廉斯之所以這麼做，歸根究柢還是為了搶病人。當時的金斯頓港是將奴隸從非洲運來送往美洲的最大中繼站，為了載運更多的人，船上的衛生條件自然很差，但對那些人口販子而言，唯有把為數最多的健康奴隸送達，才符合他們的最大利益，為此，醫生們當然得絞盡腦汁炫耀自己的才能來贏得人口販們的青睞。

對於威廉斯日益囂張的行徑，終於有位科班出身的醫生帕克‧班尼特（Parker Bennet）看不下去。他在1750年12月

19日的清晨和威廉斯相約決鬥,一大清早就在拿著劍和手槍的僕人陪同下,前往對手家。

從家中陽臺上看到班尼特手無寸鐵的,威廉斯見機不可失,在他還來不及敲門前,就以迅雷不及掩耳的速度開門朝他胸口開了一槍,因為彈頭只是含有小鉛塊(俗稱鵝彈,比現在的BB彈力量再大一些),班尼特還是可以忍痛走向僕人處拿武器,可惜速度還是不夠快,在他拿到劍之前,膝蓋又中一彈。

雖然拿到了劍,但班尼特一時拔不出來,身後的威廉斯立馬用劍刺穿了他的胸膛,可能是臨死前的刺激,班尼特倏然奮力抽出劍來回身一砍,威廉斯的頸部立刻血流如注,當場一命嗚呼,而班尼特也只是多活了幾個小時,最後在極度痛苦的哀嚎聲中死去。

很慶幸自己身在有健保制度保護下的醫療環境,不需要像江湖郎中一樣到處宣傳自己招攬生意,更不需要跟同僚決鬥搶奪患者。

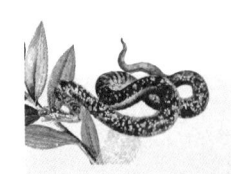

30 林肯總統夫人情緒暴躁，是維生素B12缺乏造成

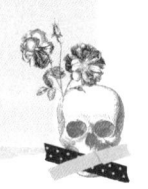

　　美國總統的老婆俗稱第一夫人（First Lady），根據史學家的考究，它的來源有4個版本，其中一個就是林肯總統的太太瑪利‧托德（Mary Todd），作為一位受過良好教育的肯塔基州銀行家的女兒，又野心勃勃地幫助自己的丈夫當上總統，在媒體前的人設自然是親切又健談的賢內助，被稱作第一夫人名正言順。

　　可惜在紐約布置總統行政官邸時，托德因為奢侈的購物癖，很快就遭到媒體和政界人士的蔑視，尤其她臉色慘白，又經常抱怨頭痛或其他疾病的形象，讓人有了編派她的理由。好事者開始說她情緒暴躁，甚至傳出打老公出氣的家暴傳聞，以及在訪客面前公然侮辱林肯總統的負面消息。林肯總統的私人祕書約翰‧海伊（John Hay）私下為她取了一個綽號，就叫做「地獄貓（Hellcat）」。

　　托德一共生下4個兒子，在林肯總統1865年被暗殺之前，有兩個兒子早就不在了。隨著丈夫的離世，以及最小的兒

子在幾年後撒手人寰,她的精神狀態愈來愈差,最後被大兒子送到一家私人療養院。儘管後來的聽證會推翻了精神失常的結論,在幾個月後讓她出院,但歷史學家們都一致認為托德有某種程度上的精神疾病,誠如其傳記作者尚恩‧貝克(Jean Bck)所言:

> 「她被臆測過很多種診斷,從萊姆病到慢性疲勞,甚至糖尿病都有。」

不過當代心臟科專家,和我一樣喜歡在史料裡找尋有趣醫療故事的約翰‧索托斯(John Sotos)卻抱持不同的觀點。他鑽研林肯總統健康狀況時發現,在1852年的一封信中,提到了托德一些令人不免起疑的症狀——她會抱怨嘴巴痛,於是索托斯懷疑是維生素B12缺乏所造成。

維生素B12缺乏會引起進行性的疾病變化,從虛弱、疲勞、發燒、頭痛、步態不穩、心跳加速、視力模糊到口腔疼痛等等,到最後甚至會演變成惡性貧血。索托斯認為這足以解釋托德之後的一些相關情狀,如情緒煩躁,以及愈來愈多有關妄想及幻覺的症狀,因為維生素B12缺乏會影響多重器官和造成諸多無法解釋的病徵。

為什麼那時候的醫生找不出病因呢?關鍵在於當時的醫

師們根本不懂這些,即便惡性貧血也要等到托德離世前幾年的1874才有人在文獻中提及,更不用說它的治療方法直到1926年才被喬治・惠普爾(George Whipple)、喬治・邁諾特(George Minot)和威廉・墨菲(William Murphy)三位醫師提出來。他們三人在1934年共同獲得了諾貝爾醫學獎。

索托斯掌握的另外一個重要線索是托德的照片。她的體態、臉型及寬闊的雙眼,還有當時因為營養不良而有的特性全都表露無遺。當然有很多學者提出反對的看法,尤其有人認為托德精力充沛,不同於惡性貧血的典型特徵,且指出她的倦怠感是吃了當時風行的安眠藥(也是一種麻醉劑)水合氯醛(Chloral Hydrate)所致。

不要問我的意見是什麼?本來這種以史料來診斷病人疾病的過程就是充滿爭議性,但也正是讀者樂趣的所在。您說不是嗎?

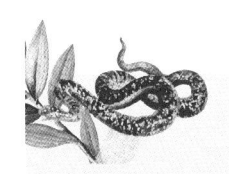

31 受過良好教育的年輕人最容易受騙

2023年臺灣爆發了IMB借貸平臺詐騙案，吸金逾25億元，受害民眾無數，當中不乏高級知識分子、政府官員，甚至是經驗豐富的投資老手。媒體對此下了聳動的標題「連臺大財經畢業也被騙271萬」，讓人不禁聯想到龐氏騙局。讀者或許會懷疑，一般普羅大眾容易受騙，為什麼擁有財經背景，甚至是投資經驗豐富的聰明人也會被騙得團團轉呢？

在進入上述的疑問前，先說說美國也發生過類似的故事，那就是曾經被財經雜誌吹捧為白手起家的女性富豪伊莉莎白‧霍姆斯（Elizabeth Holmes）。她在2003年創立了一家血液檢測公司Theranos，宣稱只要從手指上抽取一滴血，就可以檢驗出數十種疾病，但在她什麼都還沒做出來之前，私人投資者就以90億美元收購了該公司的股份，結果是她在2022年1月被判犯了四項詐欺罪，做法雖和臺灣的IMB詐騙案不盡相同，卻也有一堆投資高手深受其害。

大眾對於詐騙受害者的刻板印象可能是天真無邪，又或是年紀比較大，然而根據資料統計卻是另外一幅不同的景象。

研究人員發現經驗豐富、受過良好教育的年輕人更容易受到詐騙，尤其詐騙者通常針對特定的族群，那些富裕的人士和名人最容易成為目標。

美國的經濟學家史蒂文‧普瑞斯曼（Steven Pressman）教授早在2006年發表的論文就表示，導致詐欺漏洞的重要因素是「過度自信」，尤其是在某一領域（如軍事專業或醫療專業等）取得高成就的人，會高估自己在投資領域的能力。從沒有人為這種行為下過定義，我覺得不妨說是「過度的專業導致過度的傲慢」，意即自認某方面成就過人，理當是個萬事通。

另外美國的心理學教授史黛西‧伍德（Stacey Wood）2018年針對「打電話領取獎品」的詐騙形式所做的研究顯示，人們常常對自己檢測騙局的能力充滿信心。有一部分的人接觸到明顯是騙局的材料（如中獎信件或電話），還是會試著聯繫騙子以瞭解情況，當然有些人最後會識破退出沒有任何損失。

另外的研究還顯示，社交媒體讓名人更容易和他們的追隨者打成一片。這些人可能會覺得自己的知識和財富賦予他們更高的權威，可以對詐騙免疫，但往往正是這種想法使他們更容易接觸到非法投資的機會，因為優越感讓這些人更加容易上鉤。

所以專家們會說，從詐騙者的邏輯角度來看，詐騙少數富

人，當然比詐騙一堆窮人容易多了。財富管理服務公司Saltus在2022年5月發表的一份報告中指出，淨資產超過300萬英鎊的人成為詐欺受害者，是淨資產介於25萬到50萬英鎊之間的人2倍左右──他們在受騙之後往往不敢舉報犯罪或尋求幫助，因為擔心自己的名譽受損。

上述的故事讓我想起那句名言：「專家不過是訓練有素的狗。」本業做得再好，跨領域時可不要隨便自認是行家。

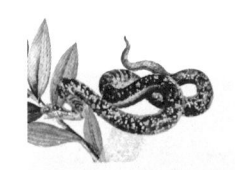

32

抗生素問世前，
血清療法拯救了無數的生命

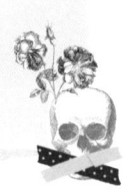

在新冠肺炎的疫苗尚未問世之前，疫情狀況嚴峻的中國大陸曾經使用過康復者的血清，再注射到感染者的身上，希望裡頭有特定的抗體，以增強對病毒的防禦，不過效果沒有預期的好。

上述的作法其實是承襲過往的技術。大約一個多世紀前，人類就是用這種方式對抗白喉。它的發明者是德國的生理學家埃米爾‧馮‧貝林（Emil von Behring），在1980年代初期，他就率先採用這種血清療法來對抗白喉，讓死亡率從原本的超過50%，降至15%以下，他也因此獲頒1901年，第一屆的諾貝爾生理或醫學獎。

貝林的獲獎其實存在些爭議，他獲獎論文的共同作者、日本醫學會的創始人北里柴三郎雖然一同入圍卻單獨落選。根據史實推斷，貝林甚至也欺瞞了他的共同合作人，另一位德國著名的醫學專家保羅‧埃利希（Paul Ehrlich），因為是兩人一起合作將致命的白喉毒素注射到馬的體內，才得以大量製造出抗

毒血清,然而,當有家德國化學製藥公司向他們兩人提出一份優渥的合約時,貝林卻是想方設法地據為己有,且得逞。

雖然有這些負面的消息,但也不能全然抹殺他在對抗流行疾病上的貢獻。在沒有抗生素的發明、白喉疫苗也未面世之前,這種血清療法曾拯救了成千上萬的生命,也替美國在1950年代初期,可怕的「脊髓灰質炎(polio),即俗稱的小兒麻痺病毒」肆虐的夏天,打開了一扇治療之窗。

首批是利用伽瑪球蛋白(Gamma Globulin),當時醫界認為這種血清可以抗感染的蛋白質,並在猶他州對6,000名孩童進行測試,實驗組跟對照組各占一半,結果卻不如預期。但美國政府還是在1953年到1954年之間,陸續讓20萬名美國兒童接受這種抗病毒血清注射。

1954年夏天,喬納斯・沙克(Jonas Salk)在美國政府的資助下,替200萬名兒童做疫苗人體實驗,殘酷的是分成三組,一組注射疫苗,一組注射安慰劑,第三組什麼都不做,這也是一場最大規模的雙盲法實驗:意即醫生及接受治療的人都不知道被注射了什麼;幸好實驗結果大大成功,庫存的2,700萬劑疫苗很快地被分送到全美各地,也終止了以血清治療脊髓灰質炎的血清治療方式,最終這扇窗沒有變成門。

目前血清治療仍使用在某些疾病的治療上,比如毒蛇咬傷的抗毒血清,當人們對新冠肺炎感到束手無策時,它又被想

起,結果證明了這種病毒比我們想像的還狡猾。

　　寫完上面的故事,其實我的內心感觸良多。載入史冊的成功者,往往另有其陰暗的一面,不過誠如尼采曾經說過的:「越高大的樹,它的根就越要伸向黑暗的地底。」有著這樣的性格,不難想像貝林的影響力為何至今猶存,他在1904年成立了貝林工廠(Behringwerke)生產抗毒素和疫苗,雖然他已於1917年辭世,但是他的名字卻有如幽靈般,存在於多家德國相關的醫藥公司中。

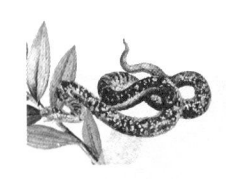

33 不被主流醫界接受的「噬菌體療法」

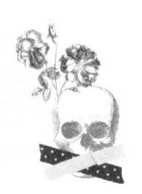

2015年,加州大學聖地牙哥分校的全球健康科學副院長湯姆‧派特森(Tom Patterson)在感恩節假期間赴埃及旅遊,途中,忽然出現嚴重的胃痙攣。當地的醫生找不出病因,於是他被緊急送往德國,最後在腹部發現了柚子大小的膿瘍,經細菌培養後檢驗出是具有多重抗藥性的「不動桿菌(Acinetobacter baumannii)」。這種病菌有個不雅的稱號,叫「伊拉克細菌(Iraqibacter)」,因為波斯灣戰爭期間,一些被路邊的炸彈擊中的美軍傷口裡,都發現到當地沙子中的這種細菌,它讓有些傷者的傷口一發不可收拾。

派特森被送回美國治療,病況時好時壞。2016年2月,他的妻子,一名傳染病流行專家史蒂芬妮‧斯特拉斯迪(Steffanie Strathdee)被告知派特森狀況危急,已慢慢走向多重器官衰竭。於是她上網查到了一種對付多重抗藥性細菌的方法,利用噬菌體(bacteriophage)來應對這種超級感染。

「噬菌體」如其名,是一種以細菌為食的病毒,也是生

物圈中最常見且最多樣化的實體之一。只要有細菌存在的地方就有它,目前估計地球上約有1,031種噬菌體,有些能夠作為抗生素的替代品,可惜這種方法是由蘇聯發揚光大,在西方的主流醫學界裡得不到重視,所以有「邊緣科學(fringe science)」之稱。

噬菌體的發現者是來自英國的細菌學家弗雷德里克・特沃特(Frederick Twort),他在第一次世界大戰開始後不久,觀察到有開放性傷口的軍人如果泡在水裡,會比那些待在陸地上的同袍更不易受到感染。雖然無法從水源裡看到什麼物質,但他認為一定有某種微細之物在保護著傷口。

特沃特的想法激發了在法國巴斯德研究所的德赫雷爾(d'Herelle),他發現了這種寄生病毒,並將其命名為噬菌體。不過在第一次世界大戰之後,他對於法國的政治動盪感到失望,同時也對資本主義深表不滿,於是接受前同事蘇聯細菌學家埃利希瓦(Eliava)之邀,赴喬治亞的首府第比利斯(Tbilisi),在埃利希瓦所主持的細菌學研究所工作,替這種嶄新的療法找到了一條出路,可惜一直沒有受到歐美主流醫界的接納。

噬菌體的療法最成功的例子是在1960年代的阿富汗,那時候,由於戰爭造成這個國家的衛生條件非常低落,於是爆發了霍亂疫情。蘇聯的專家普蘭金納(Plankina)率領的醫療團

隊成功地利用噬菌體注射控制住疫情,阿富汗人民甚至以「聖水」來稱呼這種療法。

　　為什麼噬菌體療法不被歐美的主流醫界所接受?除了政治隔閡外,與蘇聯的專家們的成果都只發表在俄文期刊也有關,當然還有一個不好說出口的原因,就是抗生素治療所帶來的龐大商業利益。目前喬治亞共和國仍是這種療法最主要的中心。

　　派特森最終因使用噬菌體撿回一命,而且還是透過向美國FDA申請緊急使用,再由美國最大的噬菌體資料庫「海軍醫學研究中心」提供。儘管如此,他們對於發展這種療法目前還是興致缺缺。

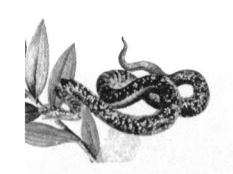

34 科學跟醫療的進步是相輔相成

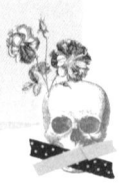

曾有學者說過,悲劇往往是科學知識的先驅,因為我們從錯誤中汲取教訓,以防止未來發生類似的不幸;這些話我非常讚同。例如發生在1911年紐約的三角襯衫工廠火災,導致了146名製衣工人死亡(大部分是貧窮的移民),這個血淚教訓,促進美國引領世界開始對大樓內的工作條件及逃生路線進行研究,因此訂定了相關的建築法規,更以日後火災為基礎,多方面瞭解它是如何發生和蔓延,據以做出最好的修訂。

科學的發展是如此,醫療的進步自然也不能置身於外——瘟疫、天然災害或是戰爭造成的大量死傷,往往賦予醫學快速進步的潛能,現今有多種疾病的治療皆是托戰爭之福,因為戰爭結束之後遺留下的先進設備,能用來投入治療的相關研究中。

所以科學與醫療的進步是相輔相成的,在這裡我舉一個舉世矚目的例子來幫助大家瞭解。

2010年智利的一座礦井發生嚴重塌陷,其中有33名礦工困在深層的地底,多國的團隊紛紛進駐幫忙,大家可能怎麼也

猜不到，這些受困的礦工，最後竟然是因美國航空暨太空總署（NASA）大力出手相救，才能在二個多月後順利脫困。為什麼我說NSAS的助力最大呢？原因是這些困在地底下的礦工和那些出任務的太空人，以及他們在國際太空站的生活，有太多的相似之處。

NASA的救援隊是如何組成的呢？它的人員有醫師、營養師和工程師，以及操作心理學家（operational psychologist，擔任那些執行長期任務的太空人的心理支持者）等等，讓我們來看看他們提出的計畫，就知道為什麼太空人和身困地底的礦工是如此相像了。

在離地球表面250公里處工作的太空人沒有陽光直射，所以需要補充缺乏的維生素D，需要適度肌力訓練，以延緩因為空間狹小難以活動造成的肌肉耗損；當然也要提供能減少氧氣消耗跟二氧化碳產生的菜單，並為身體補充額外的電解質以及適度的穿上壓力衣；最重要的是如果回到地面，還必須戴上防紫外線及太陽輻射的眼鏡。

心理師的工作就是請政府下令，在救援期間甚至救援成功之後，將礦工及其家人先與外界隔離，還必須透過心理輔導，安排他們一起互動，以避免在狹小封閉的空間裡人心浮動，破壞救援計畫與進度，這些都是從經由長期輔導在太空站工作的人員曾經面臨的問題而得到的經驗。

最重要的當然是能把礦工救出地底的運送裝備,它的設計和太空艙有異曲同工之妙,除了緊急的氧氣供應,還有運送過程的通信與監視畫面,甚至是礦工們生命監視的醫療器材等等,讓他們可以從地底被安全穩當地救上來。

　　看完上述的故事,相信大家一定會覺得很新奇,這不過是證明醫療與科學發展息息相關的另一個例子罷了。

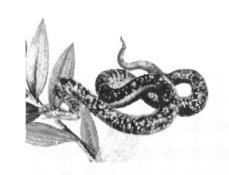

35 兩名竊賊釀成巴西最嚴重的核事故

日本核能監管機構於2023年7月批准經營福島核電廠的東京電力公司，可以開始排放超過100萬噸的核處理水到海裡。這件事不僅引發日本漁民的反對聲浪，也讓周遭的國家感到憂心忡忡，接連表達強烈的抗議。

對於核能電廠造成的傷害，一直在全世界的民眾心裡烙下不可磨滅的陰影。福島之前還有美國的三哩島以及蘇聯的車諾比核電廠事故，且目前仍是餘波蕩漾，尚未完全解決。相對於這些巨大的變故，在人類史上還有一樁很扯的核災案，雖是竊賊的無知所造成，但政府部門的不知變通也要負相當的責任。

1985年巴西的戈亞尼亞（Goinina）放射治療研究所（簡稱IGR）搬到了新的地點，卻將一部過時的銫137（Cs-137）治療裝置遺留在舊辦公大樓中，無法及時搬走處理，讓它留在原地一年多，進而造成之後的大災難。

1987年的9月13號，有兩名竊賊將這臺放射治療裝置偷走。他們發現裡面有個小罐子，但不知道它是由鉛和鋼製成的屏蔽罐。裡頭裝的是高放射線的氯化銫膠囊，他們用螺絲刀刺

穿後發出了藍色的光芒，因而猜測應該是珍稀之物，於是賣給了當地的一家垃圾回收場。

垃圾場老闆認為這發著藍光的膠囊肯定很有價值，甚至感覺到它有種神祕的力量，結果在朋友的協助下，從膠囊裡取出了幾顆米粒大小、發著亮光的石頭。於是他將其分贈給親朋好友，過沒多久，他的妻子開始注意到這些人都生病了，她自己也因此去醫院求助。醫生赫然發現他們是急性放射中毒者──該事件導致4人死亡，這件事讓巴西政府為112,000人安排了放射性汙染檢查，其中有249人受到汙染，而汙染源離事發地點最遠處甚至達100公里之遙，後經國際原子能機構（IAEA）認證此乃「最嚴重的放射性事件之一」。

如果你以為這件事完全是竊賊造成的，那就太抬舉他們了。事件的始作俑者IGR是一家私人機構，它為了放置前述過時的放射治療機器的地點，在與法院打官司。竊盜案發生前四個月，IGR的所有者之一貝澤里爾（Bezeril）打算先移走裡面的放射物質，結果被警察阻止了，他憤而向總統告狀，表示如果裡頭的放射線物質外漏，政府必須承擔所有責任。所以法院派了保安人員監管該地。

貝澤里爾也寫了好幾封信向巴西的國家核能委員會提出警告，告誡在那棟廢棄大樓裡擺了放射治療機器的危險性，並建議應該由IGR移到安全地點。不料，他所擔心的事終究還是發

生了。兩名竊賊利用警衛不在的時候,在大樓裡拆分了那臺機器,偷偷移回家裡。之後的事你都知道了。

事件的結局當然是很多地方被清理與隔離,此事對當地居民的心理也造成了重大影響。但是你可能意想不到,這件事在長期追蹤下,檢查了成千上百的人,分析的結果產生了大量的醫學論文,而根據這件事所改編的電影,還在1990年巴西的影展上,贏得了好幾個獎項。

聽完了上述的故事,不知道讀者們覺得諷刺?還是難過呢?

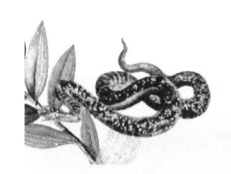

36 衛生紙發明前，古人都用啥擦屁股？

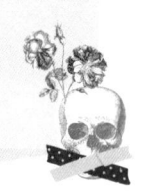

2017年底，工商時報報導國際紙價會連漲三個月。一開始，民眾不覺得有問題，但是隔年的二月開始，其他新聞媒體報導某量販通路接到衛生紙大廠發出的正式通知，衛生紙價格確定調整，而且漲幅可能高達三成。因此造成大眾恐慌，大量搶購囤積。這件事被戲稱為「安屎之亂」，事後證明它是量販通路商操作的結果，還因此受到政府罰款。

無獨有偶，類似的情形也發生在美國。新冠疫情肆虐之時，美國的衛生紙同樣造成了搶購潮，看到新聞報導時，著實嚇了我一大跳，沒想到美國人每年總共需要用掉365億卷的衛生紙。

衛生紙主要的大宗用途是拿來擦屁股，這不禁讓我疑惑在沒有衛生紙之前，人類用什麼來替代呢？爬梳史料後我大感驚奇，因為平民跟皇家的作法也有天壤之別。

希臘羅馬時代用的屁股清潔用品叫「tersorium（棍子上的海綿）」，如圖1，它是由一根棍子插上海綿所組成，在公共

廁所裡是大家一起使用。它會被擺放在一個裝有水和醋的桶子裡，使用之前隨意清洗即可，難怪當時的流行疾病傳播速度那麼快。

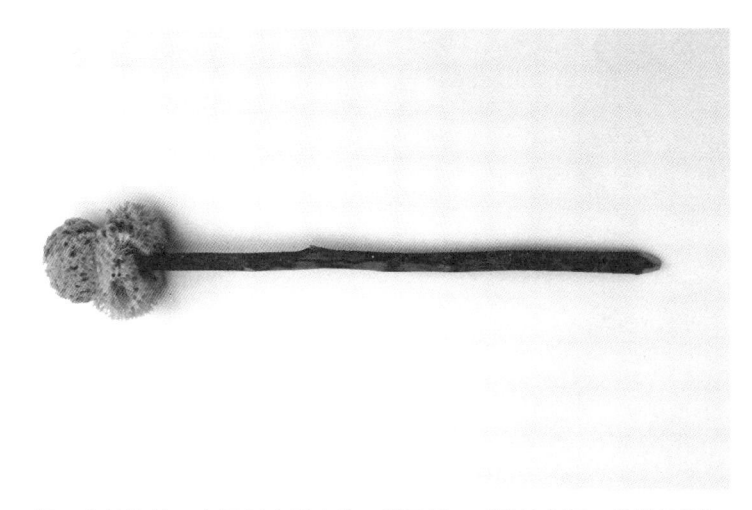

圖1 棍子上的海綿，古羅馬廁所中的一種用具。（圖片來源：維基共享）

至於日本和中國古代用的是同樣的東西，即薄的扁平木片（圖2），有時候會用布蓋住頂部，便於使用後還可以清潔。中國管它叫「廁籌」，日本人則稱其為「中儀」。我還記得很小的時候，鄰家豬舍裡的公共廁所裡，使用的是曬乾的甘蔗皮。

此外，據歷史上的記載，維京人、盎格魯薩克遜人和蘇格蘭人都廣泛使用吸水性強、柔韌的植物做擦拭，這也是現代露營專家喜歡推薦的用品：苔蘚植物。著名的專欄作家比爾・希

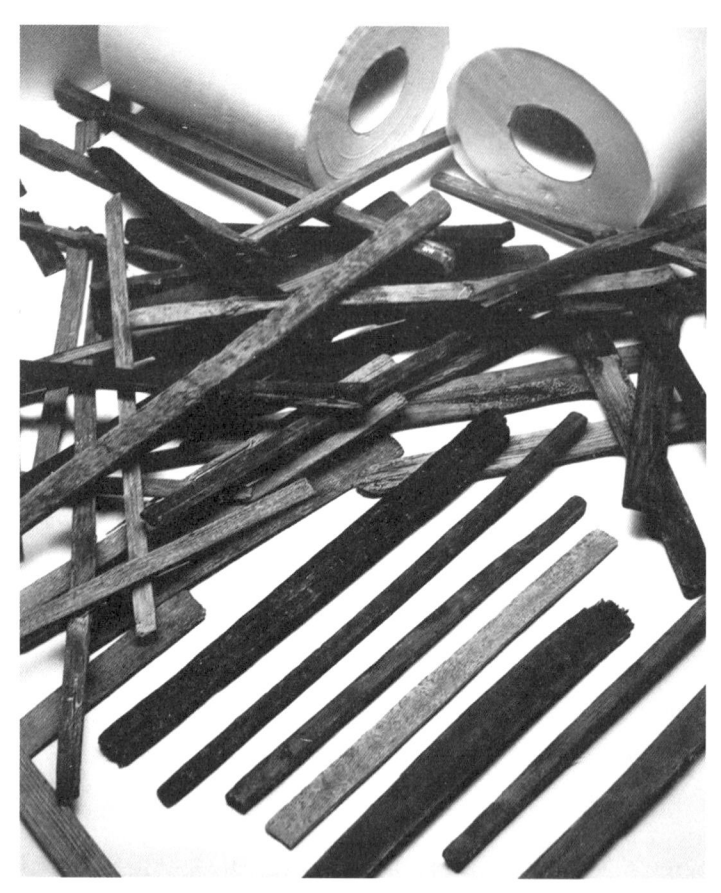

圖2　廁籌（圖片來源：維基共享）

維（Bill Heavey）更大讚這種替代物，稱它們為「綠色魅力」（Green Charmin），而且有些植物裡含有碘，具備天然的殺菌能力。

至於皇室跟平民使用的就有顯著的不同。歷史記錄明載著從明代開始，皇家如廁使用的「手紙」是絲綢製品，而且是一次性用品；清末則是使用白棉紙，慈禧太后還特別講究，使用前必須用水霧將它噴濕再做擦拭；日本的皇室用的是曬乾的蟬翼，使用前必須要用溫水浸泡，不要問我製作這種廁紙的蟬有多大？因為我也是聽說的。

至於接下來的用品，希望喜歡吃握壽司的老饕們可別感到噁心。15世紀之前，英國皇室對於廁紙特別講究，用的是新鮮鮭魚的切片，據說它有除臭及消痔的作用，可算是高級的消痔丸；至於法國皇室留有記載的是粗麻繩，聽起來就很痛，關於這點我沒有進一步考究，期盼有好奇心的讀者們能替大家解答。

最後要說的是俄羅斯的皇室，戰鬥民族果然令人刮目相看。沙皇如廁時用的是鵝脖子，我讀到的資料裡還補充，天氣冷的時候是派人現殺現用，講求柔軟舒適之外，還得要熱呼呼的。

希望讀完我寫的這篇故事後，不會讓你因此對某些食物有反胃或噁心感，畢竟就只是如廁後使用的物件，不管用什麼都不奇怪。

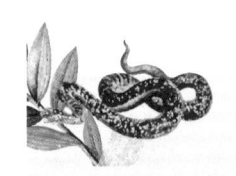

37 美國環境保護（1）：
美國疾病管制與預防中心的由來

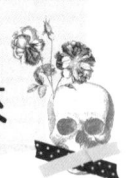

1942年美國政府在亞特蘭大市成立了「戰局瘧疾控制辦公室（Office of Malaria Control in War Areas, MCWA）」。為什麼會有這樣的專責單位產生？其實是因為美國此時已投身第二次世界大戰，參戰的大兵除了必須在美國南方接受訓練之外，接下來還會到叢林地區作戰，因此有關瘧疾的治療與控制對這些美軍而言相當重要。

美國南方20世紀初期受到瘧疾的恣虐，在大蕭條期間更是造成很多人民的傷害，幸而到了1940年代初便逐步減緩。但隨著戰爭愈來愈激烈，投入的軍力也愈來愈多，避免傳染病造成傷亡也成為戰爭重要的一環——美國政府很清楚在內戰期間，有數萬民士兵死於傷寒、肺炎、麻疹和瘧疾等疾病，而第一次世界大戰期間，美軍因為流感死亡的人數比死於戰鬥的還要多。

所以在參與第二次世界大戰時，流行病控制便成為必須面對的重要課題，因此，美國國家總動員生產大量的盤尼西林

（Penicillin，即青黴素），並資助全球首支流感疫苗的研發，不可或缺的是制定防治瘧疾的計畫，當時已經知道瘧原蟲是通過病媒蚊傳播此致命的疾病，才會有MCWA的成立。

除了制定防治計畫之外，為了向參戰的士兵們介紹瘧疾，以及如何使用蚊帳和驅蟲劑避免被叮咬，他們還請入伍前職務是兒童插畫家的西奧多・蘇斯・蓋澤爾（Theodor Seuss Geisel）上尉，替一本防治瘧疾的小冊子《嗜血的安》（*Blood-thirsty Ann*）畫了插圖（圖3），加強士兵們的印象。

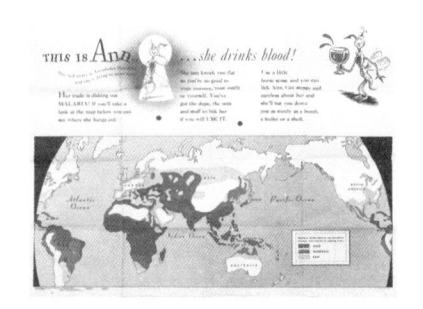

圖3　西奧多・蓋澤爾繪製的第二次世界大戰抗瘧疾地圖。
　　　（圖片來源：美國國家醫學圖書館）

也是在這個時候，惡名昭彰的殺蟲劑DDT（二氯二苯基三氯乙烷）被發明出來。戰區瘧疾控制辦公室不僅在戰場上使用它，也教授各地州政府和衛生部門加入這場與蚊子的戰爭，徹底摧毀牠們的繁殖地，避免瘧疾再次大流行。

和許多美國成立的暫時性辦公室一樣，MCWA也在二次

世界大戰結束後關閉，然而一位名為約瑟夫・芒廷（Joseph Mountin）的醫生向政府建議，這個辦公室除了不應該關閉之外，而且不應該只關心瘧疾，還要擴大成為專注多種疾病的控制中心。1946年，美國疾病管制與預防中心（Center of Disease of Control, CDC）因此成立了。

雖然大部分的心力還是在根除瘧疾，但是CDC也針對斑疹傷寒和寄生蟲疾病，比方說鉤蟲，開始制定相關的防治計畫，經過了幾年的努力，1951年的美國終於弭平瘧疾的傳播。

歷史學家漢弗萊斯（Humphreys）認為美國20世紀上半葉人口和社會經濟變化的重要成長關鍵在於，除了瘧疾得以根治外，CDC的設立也功不可沒，勞工階級可以在傳染病的影響下喘口氣，無形中也增加了國家的生產動能。

美國的CDC如今已是全球傳染病防治的領頭羊，大家可能想像不到，它的前身竟只是為了減少美國大兵在戰爭時因瘧疾傷亡的臨時單位，事實也證明在第二次世界大戰期間，美國的部隊因為傳染病的死傷人數終於低於隨戰爭而來的傷亡，成立MCWA可說是高瞻遠矚的決定。

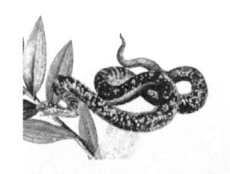

38 美國環境保護（2）：
春天不寂靜

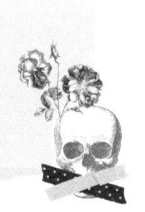

1962年11月29日瑞秋‧卡森（Rachel Carson）在馬里蘭家中的書房接受哥倫比亞廣播公司的專訪，談的是她的新書《寂靜的春天》（Silent Spring），主要在講述有關DDT對於環境和人類的傷害。這本書在同年的6月先在《紐約客》（The New Yorker）連載，出版後立刻成為最暢銷的書籍。

相信現在大多數的人都不知道卡森是誰，但她在當年的美國可是赫赫有名的海洋生物學家與科普文作家，其作品海洋抒情三部曲：《海風之下》（Under the Sea-wind, 1941）、《我們周圍的海洋》（the Sea Around Us, 1951）以及《海的邊緣》（The edge of the Sea, 1955）不僅本本暢銷，《我們周圍的海洋》還榮獲美國當年的國家圖書獎。

DDT如同我前面的文章所述，是為了戰時防治瘧疾的計畫而來，結果在二次世界大戰結束之後，它就成了美國最暢銷的殺蟲劑，人們的生活都離不開DDT，因為它，環境乾淨了、乳牛生產量增加了、害蟲對農作物的破壞變少而收成增加

了，這一切，造就它成為一種美金營收以億為單位的產業。所以無論卡森的書如何暢銷，化工企業界的反應總是迅速且激烈的；有人說她荒謬，有人嘲弄她是個歇斯底里的女人，更有學者指稱她是共產黨人和激進分子。

其實那時候的美國民眾對DDT已經開始多有懷疑，不管是食品藥物管理局的學者、醫師、還是毒物專家，甚至是一般的農民等等，都發現它的種種害處：例如DDT害死了蜜蜂、進入了國家乳製品的供應鏈，還有人稱它是X病毒，所以卡森的論述也算是對這種恐懼的一個總結。

隔年4月開始，全美有超過1,500萬名觀眾觀看哥倫比亞廣播公司製播的電視特別節目，節目專題討論卡森的著作。她深思熟慮的回應和冷靜的舉止，讓那些誹謗她的人起不了任何作用，節目裡的一些重要反應值得現在的我們好好深思，她說：

「群眾必須決定是否願意繼續走目前的道路，而且只有在完全瞭解事實的情況下才能這樣做。」

然而當時沒有人知道，卡森在寫這本書的時候，也正和乳腺癌奮戰著。她不想讓那些化工業者知道她的病況，避免他們用疾病的影響為由模糊焦點。她的努力讓甘迺迪總統的科學顧

問委員會主動邀請她出席聽證會，並在1963年5月15日發布了支持卡森科學主張的報告，而她也盡量抓住在鎂光燈下曝光的機會，在體力允許下盡可能出席各項會議、訪談，甚至是晚宴，藉以發表普羅大眾應該知道的關於DDT危害的事實。

可惜的是病情進展超過放射治療的速度，1964年4月卡森因為多處器官轉移而辭世，不過她的努力並沒有白費。1970年美國總統尼克森成立了環境保護局（EPA），將美國農業部既要監管農藥、又要促進農產業的利益衝突分開了。

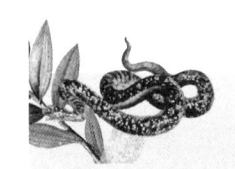

39
佛洛伊德的夢境世界

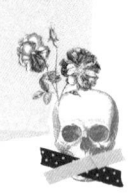

1899年11月維也納的醫師西格蒙德‧佛洛伊德（Sigmund Freud）在奧地利與德國出版了《夢的解析》一書，可是並沒有激起任何歐洲主流醫學界的興趣，銷售非常慘淡，兩年的時間裡，初版的600本只賣出了228本，賣了6年總共也只售出351本，這段時間內，他曾到某一所大學發表關於夢境的演講，全場只有3名聽眾。

佛洛伊德出版這本書的時候，對他而言特別難能可貴。首先，當時維也納的反猶情緒（antisemitism）隨著維也納猶太人口的增長而日漸高漲，有的患者甚至稱呼猶太醫生為「猶太豬玀」；其次，那時候的醫學主流是「治療虛無主義」（therapeutic nihilism），根據這項學說的說法，疾病有其自身的發展過程，患者只能任由疾病走完這個過程，而周圍的人只能對其抱著深切的同情，忽略該有的治療手段。

佛洛伊德所發展出的精神分析學並不是他原先的本科。1881年從醫學院畢業以後，隔年他開始在維也納綜合醫院服務，跟隨一位神經學醫師約瑟夫‧布洛伊爾（Joseph Breuer）

工作，三年後，佛洛伊德成為一名神經病理學講師。

布洛伊爾是一位傑出的神經學專家，他主要的科學發現有兩個：一是發現了迷走神經在調節人體呼吸運動中的作用；其次是瞭解到內耳中的半規管具有控制身體平衡的功能。不過布洛伊爾對佛洛伊德的影響並不僅止於此，最大的啟蒙是他利用談話治療（talking cure），治癒了一位代號「安娜」的歇斯底里病患，這在當時是十分成功的案例。

安娜給了佛洛伊德深刻的印象，1886年從醫院辭職開立私人診所後，他也用上述的療法治療歇斯底里的病人，後來卻放棄了，取而代之的是「自由聯想（free association）」──在適當的情況下，佛洛伊德發現許多患者能拾回一些童年生活中所發生、卻早已遺忘的事情，因此他認為這些早期的世界可以塑造人們的行為方式，於是「潛意識」和「心理壓力」的概念就應運而生了。此外，佛洛伊德還把人格分成三個部分，即「本我（id）」、「自我（ego）」及「超我（super-ego）」的概念，並一頭鑽進了精神分析學中。

在為病人分析的過程中，佛洛伊德也意識到，許多透過自由聯想重見天日的早期記憶本質上都是「性」，他更進一步發現，許多回憶的事件其實並沒有發生過，據此，他提出了「戀母情結（Oedipus Complex）」或「戀父情結（Electra Complex）」的概念──患者表現出不真實的性創傷是一種心

靈密碼,體現出人們內心深處的願望,表明了人類在嬰兒時期、生命最初的開始就有性的意念,所以兒子被母親所吸引,或是女兒被父親所吸引,並將父親或母親視為競爭對手,才有上述的兩種情結出現。

佛洛伊德埋了兩個神話梗——伊底帕斯（Oedipus）及厄勒克特拉（Electra）,我必須告訴大家的是,佛洛伊德用錯典故了,所以他的學說會遭人詬病也是應該的,因為神話故事的發展和他書中所言根本大相逕庭,至於實情如何,就留給讀者們自己去探索。

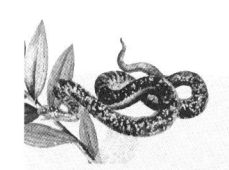

40 DNA新技術立大功、破冷案

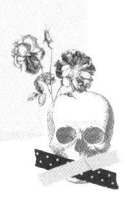

多年的刑事兇殺案若沒破案,人們會將其稱之為「冷案」,這些棘手案件近年來由於「遺傳譜系學(genetic genealogy)」的蓬勃發展,在美國讓許多懸案因而迅速被偵破,其中的故事值得我在這邊介紹一下。

所謂遺傳譜系學乃是利用DNA的分析和檢測,對照受檢者的譜系(有點類似歷史學家口中的家譜)找出其中的關聯,確定彼此的親屬關係。剛開始,單純只是為了個人血緣的測試,或追蹤祖先的發源處,沒想到無心插柳的結果竟演變成刑事破案關鍵裡的當紅炸子雞。

1987年,一對來自加拿大溫哥華到美國公路旅行的年輕夫婦傑伊・庫克(Jay Cook)與坦尼婭・范・奎倫伯格(Tanya Van Cuylenborg)被殘忍殺害,歹徒唯一留下的生物跡證是奎倫伯格內褲上的精液,可惜幾十年過去了,耗費了檢警搜查人力,甚至跨國比對了上百萬人的DNA記錄都無功而返。

負責此案的警探吉姆・沙夫(Jim Scharf)臨退休前,心裡總覺得有義務替奎倫伯格申冤,聽到當時利用遺傳譜系

學破了加州多年未決的「金州殺手（Golden State Killer）」懸案的相關報導後，他找上了這方面的專家西西・摩爾（CeCe Moore）以及其服務的基因檢測公司。

2018年5月，該公司利用沙夫警探提供的DNA資料，告訴他4天內應該可以找到一些嫌疑人。一開始沙夫不僅不具信心，還暗忖這家公司是在唬弄人，沒想到最後令他拍案驚奇的是，摩爾利用資料庫，只花了2個小時就找出了兇手可能的兩位親戚，然後在網路的幫助下，翻查訃聞及出生公告，再利用臉書帳號聯繫上他們，從而確定兇手住在華盛頓州的家人──這個家庭裡唯一的男性就是和此案匹配的人，名叫約瑟夫・詹姆斯・迪安傑洛（Joseph James DeAngelo），一位在十年級就中輟的學生，目前是孤身的流浪漢，他曾經住在離棄屍地點處不遠。

可惜這樣的結果並不足以讓檢察官發出要求迪安傑洛接受DNA檢測的命令，於是沙夫開始緊盯著他，看是否有機會蒐集到生物跡證的可能。經過多日的跟監，在一次停等紅綠燈車輛啟動時，迪安傑洛的咖啡杯掉出了車外，沙夫喜獲至寶，立刻衝上前拾取，卻差點因為路上交通繁忙，成為某人的車下亡魂。

困擾聯邦調查局、騎警，甚至是國際刑警組織花了數十年調查的案件，摩爾這位DNA譜系學專家在電腦桌前，穿著運

動服,輕鬆地敲打著鍵盤,就將這件冷案偵破,也因為摩爾的成果,使得警方光是在2018年就委託她處理了多件超過百年人力總和時間的懸案,共有32名罪犯被繩之以法。

當然這種辦案模式能夠成功,主要還是歸功於那些建立基因庫的公司,目前它們有的採收費制,有些則是免費,因為基因庫已經有一定的規模,才能讓摩爾大顯身手。當然,從中也衍生出了相當的問題,但是瑕不掩瑜,貢獻依舊巨大。

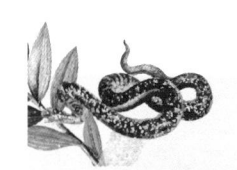

41 慢慢把人滴死的「中國水刑」

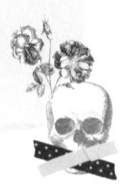

研究監獄史的人對於「中國水刑（Chinese water torture）」一定不陌生，這是流行於19世紀針對監獄犯人設計的一種刑罰，如圖4所示，這名犯人是在19世紀美國紐約州的

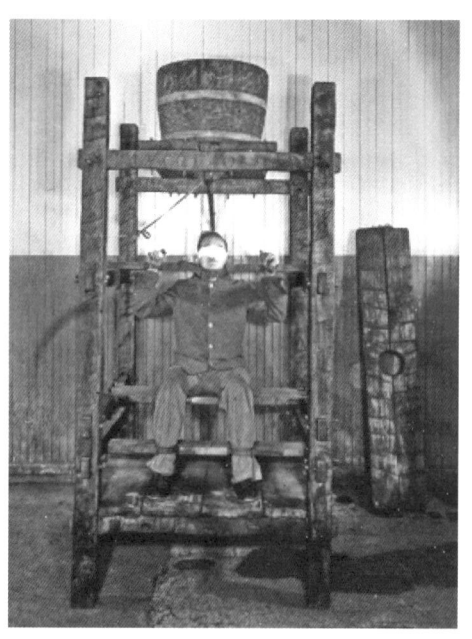

圖4 紐約州欣欣監獄中，遭受中國水刑的一名受害者。
（圖片來源：維基共享）

模範監獄——欣欣監獄（Sing Sing Prison）接受刑罰。他被綁在一個大木桶下，冷水透過木桶底部，長時間慢慢滴注在犯人的頭皮上，滴水模式通常是不規則的，刺激的冰冷感，加上無法預測的下一次滴水，足以引發焦慮，令人產生精神上的恐懼。

不過你可別誤會了，它雖然叫做「中國水刑」，實際上和中國的監獄一點關係也沒有。它的發明者是15世紀的義大利醫師暨法官希波呂托斯・德・馬西利斯（Hippolytus de Marsiliis），他也是首位利用「睡眠不足」及「反覆提問」作為審訊手段來使犯人精神崩潰的偵訊人員，相較於另一種形式幾乎相同的刑罰（如圖5），中國水刑不過是小兒科而已。

至於這種利用冷水滴注犯人的刑罰為什麼會在19世紀開始流行？歷史學者認為那不是馬西利斯的功勞，而是來自於精神科醫生的貢獻——這必須從19世紀初，一位名叫文森特・普里斯尼茨（Vincent Priessnitz）的奧地利男子開始說起。

普里斯尼茨有次受了嚴重的胸部鈍挫傷，造成大範圍的肋骨斷裂，醫生宣稱他必死無疑，沒想到他透過大量喝水，加上用冷水浸泡的敷料清潔傷口、定期更換繃帶，竟然奇蹟式地治癒自己的身體。他把這種方法稱為「水療」，並因此聲名大噪，更於1826年在奧地利的阿爾卑斯山旁，打造了格拉芬堡水療中心（Graefenberg Water Cure），被視為是現代水療法的

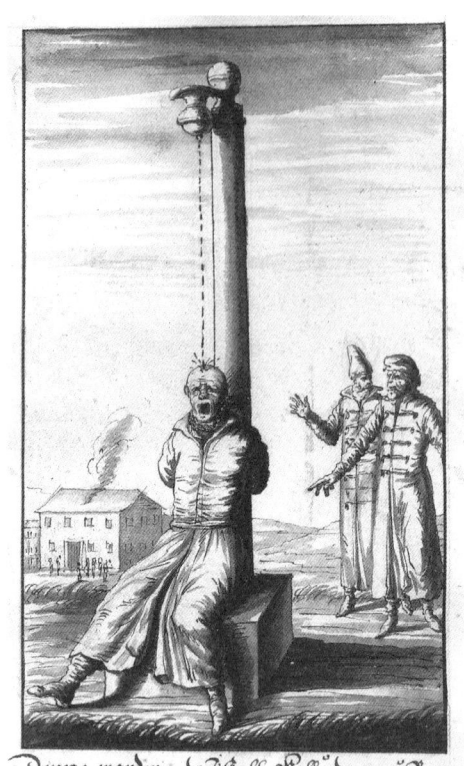

圖5 水滴不斷地落在受害者的額頭上，足以導致受害者發瘋。
（圖片來源：維基共享）

濫觴。

由於這種治療技術的門檻比較低，使得19世紀的人們，上至皇室下至販夫走卒都趨之若鶩，各種改良的方法也應運而生，不僅僅是泡在冷水池裡，也用濕衣物和床單包裹身體，讓

效能可以提升,連帶地讓當年的女性從塑身胸衣裡解放出來,紛紛換上這種連身濕衣,甚至還發展出一種「不濕」的家常服版本。當時的記者阿米莉亞・布盧默(Amelia Bloomer)不厭其煩的宣揚這種時尚,一種名為「Bloomer」的鬆垮褲子因此誕生,即當今燈籠褲的雛形。

這種時尚後來也影響到精神科醫師,對於那些難以控制病情的患者,利用冷水浸泡的方式來震懾他們的精神錯亂。某些逾越人道主義的治療機構,甚至讓病人在浴室裡住上3個星期,吃喝拉撒睡都在浴缸中;而經費較沒有那麼富裕的治療機構,就使用所謂的灌洗法(douche),即將患者綁在椅子上,讓他頭上有源源不斷的冷水滴落,不斷地從患者的頭頂和嘴角流過,慢慢的折磨,以製造心理恐慌。這在當時是一種極為普遍的療法。

這種利用冷水滴注的治療方式最後變成了懲治犯人的刑罰。相信讀者們可以很容易理解,因為它不需要浪費施虐者太多的力氣和等待,只需要靜靜地看著不安分的犯人慢慢精神崩潰即可。

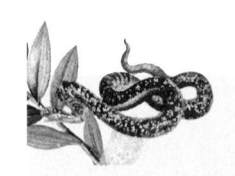

42 小便斗的蒼蠅貼紙，讓男性可以尿更準

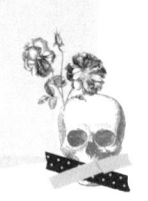

在美式賣場的男廁所裡會發現，每座小便斗都被貼上一張小蜜蜂貼紙（如圖6）。本著好奇寶寶的天性上網找尋答案，發現這個問題之前就有人發問過了，網友們的回應五花八門，例如「上面有蜂蜜你要舔牠」、「那不是原本的設計，是後來飛來的，據說愛吃甜」、「那個一定是糖尿病檢知器」、「吸收尿裡面的糖分啊！這樣才不會長螞蟻」、「把牠射掉你就成功了！」、「小心牠咬你」、「上次尿急拉開拉鍊才看到，嚇死偶」——真正的作用絕非前述這些無厘頭的回答。不說你可能不知道，它的正確答案竟然和2017年的諾貝爾經濟學獎得主有那麼點關係。

這隻小蜜蜂原本是小蒼蠅，其原始設計者是1990年代時，在荷蘭阿姆斯特丹史基浦機場擔任清潔經理的基布恩（Aad Kieboom）。當初是為了解決男性小解時「溢流」出便斗外造成的清潔問題，至於為什麼選擇蒼蠅？他在2013年接受媒體採訪時表示，因為蒼蠅給人不乾淨的意象，會讓上廁所

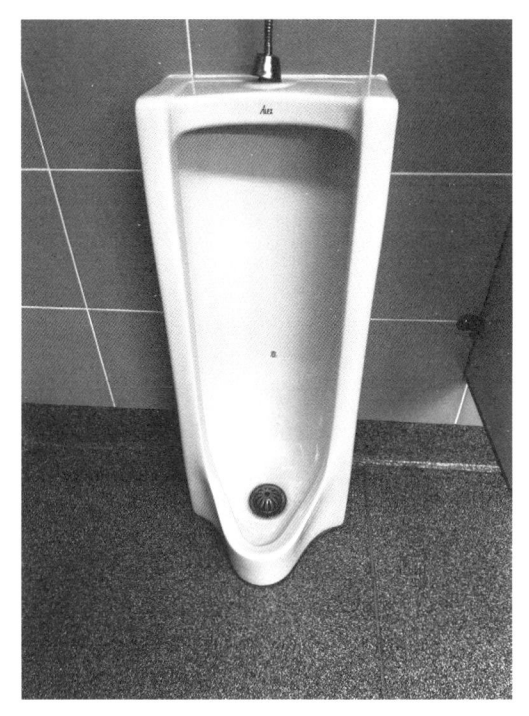

圖6　被貼上一張小蜜蜂貼紙的小便斗。

的男性想要瞄準牠,將牠沖掉,出乎意料地,這項設計竟然奏效。小便池的溢出物竟因而減少了80%,連帶地使得清潔費用也降低了8%。

　　基布恩的設計引起了全世界的注意,那之後大家競相仿效,傳到了臺灣之後,或許因為蒼蠅會讓人感到噁心,所以換成了小蜜蜂。至於有沒有效,並沒有學者做過有效的調查。

那又是為什麼這個簡單的設計會和諾貝爾經濟學獎扯上關係呢？原因是2017年的得主理查德・塞勒（Richard Thaler）所研究的行為經濟學，就是在定義人們的這種「選擇」──即是「以可預測的方式改變人們的行為，而且不禁止任何選項或顯著改變他們的經濟激勵。」他把這種概念稱做助推（Nudge）。

關於助推最重要的是什麼？它們不是命令。助推並不是試圖阻止做錯誤的事，而是讓人們更容易做正確的事，所以塞勒說小便斗上的蒼蠅是他最喜歡的助推圖案──為了減少小便池溢出，我們也可以制定一項禁止不良目標的政策，並僱用服務員通過向違規者處以罰款來執行該政策，但這樣成本會很昂貴且可能引起爭議，並極大地占用人們上廁所的時間。

蒼蠅貼紙的工作就像霸道的廁所服務員一樣，沒有任何強迫的成分。它們讓使用小便器的人們更容易做出正確的選擇。

所以塞勒的助推理論很有說服力，這個理論的支持者認為，適當的「助推」可以減少市場失靈、節省政府資金、鼓勵採取理想的行動，並有助於提高資源利用效率。

目前我們所處的世界，助推的案例無所不在，例如美國多家醫院會發給當天預約門診的患者一則提醒簡訊，告知他們爽約可能會多出一筆額外的費用，結果成功降低了23%的爽約率。

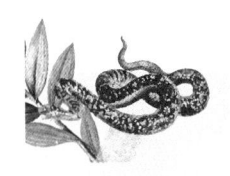

43
接觸虛擬實境，減少「暈動症」的發生

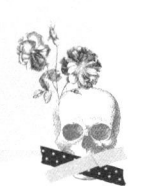

　　我個人對於3D電影及VR實境的遊戲向來敬謝不敏，最大的原因在於脫掉這些穿戴裝置當下，常常會頭暈、噁心，有時甚至會伴隨乾嘔感，不舒服抹滅了該有的樂趣。

　　本以為這些是我個人的體質問題，但看到了克沙瓦爾茲（Keshavarz）以及高汀（Golding）兩位學者發表的文章後，才驚訝地發現自己也是所謂的暈動症（motion sickness）患者。此症乃拜科技所賜，尤其是「自動駕駛」和「虛擬實境」（Virtual Reality, VR）的崛起，在它們改變現代生活模式的同時，也同步觸發了暈動症的流行，我估計在未來，它必定會對大眾的生活產生一定的影響。

　　「暈動症」是什麼？它其實是一種會對人類造成影響的古老疾病。當你在從事任何作為時，突然一陣噁心、嘔吐、迷失方向、冒冷汗、疲勞乏力，甚至是頭痛或步態不穩時，都可以稱之為暈動症，說個簡單一點的例子，暈車或暈船也是暈動症的一種病徵。

歷來研究暈動症的專家都同意，它是由「視覺、前庭，或體感系統傳遞的訊息與皮質內部模型預測的運動不相符」所引發的。比方說，當你在行駛中的汽車裡閱讀，或使用VR裝置玩遊戲時，你的身體此時是靜止的，但你的視覺環境正在迅速轉移變化，這種不一致性，就很有可能造成前述暈動症的不舒適感。

根據克沙瓦爾茲兩人的研究指出，有高達46%的成年人表示，他們在搭乘汽車時，偶爾會出現暈動症，而像是忽然將注意力從移動的車窗景緻上移開、從事閱讀或使用手持3C裝置時，都會加劇暈動症的產生，這種情形也可能發生在有自動駕駛功能的車裡，成因是由於你無需注意道路駕駛而忽略了視覺、前庭，或體感系統傳遞的訊息，因此它的使用會危及暈動症的產生。

另外，關於虛擬實境（VR），學者薩雷達斯基（Saredakis）等人分析發現，在實驗室環境中，有高達60%的VR實驗者會因為暈動症的病徵而提前結束，其中包含臉書創辦人馬克‧祖克柏（Mark Zuckerberg）。他也經歷過噁心、嘔吐、迷失方向、冒汗、疲勞和頭痛等症狀。

有趣的是研究表明，一般而言，6至9歲的孩童最容易暈車，但他們好像可以透過VR來避免暈車，可惜這種方式對成人不管用。就VR來說，35歲以下和65歲以上的成年人似乎更

容易患上暈動症,儘管現有的研究相當粗糙,但女性在暈動症上的發生率明顯略高於男性。

有多種藥物可以抑制暈動症,但可能會有不良的副作用,最常見的是疲勞或嗜睡。大體而言,最有效的對策似乎是經由不斷的練習,讓身體自然接受、習慣這種情況。有學者認為,重複接觸虛擬實境通常會減少暈動症的發生,可惜截至目前為止,並沒有任何研究數據可以明確證實到底需要多久的時間才能適應。

克沙瓦爾茲兩人的研究對於日後致力於自動駕駛及VR的研究人員而言,是極為重要的,或許這方面還需要醫師團隊的加入來至臻完善。

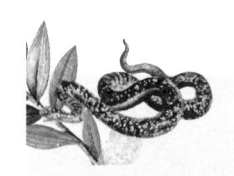

44 中醫國際化該何去何從？

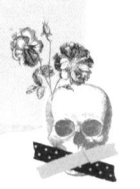

經過多年的努力，在中國的強烈遊說下，世界衛生組織（WHO）於2019年首次將中醫藥納入第11版「國際疾病及相關健康問題統計分類（International Statistical Classification of Diseases and Related Health Problems，即俗稱的ICD-11）」中，這樣的結果可以促進全球的醫師以及保險業開始熟悉中醫的診斷與治療，並且承保某些特定的中醫療法。

關於上述成就，香港政府衛生署前署長陳馮富珍（Margaret Chan）的貢獻功不可沒。她在2006年至2017年間，曾擔任WHO的總幹事，而這段時期正逢中國政府在全世界各地展開了一帶一路的建設計畫，致使很多國家與中國有密切的合作關係。

世界各地的中醫業者因為有了WHO的認證，對於未來中醫的國際化懷抱了巨大的希望，但西方的醫學界對此卻是憂心忡忡，除了對於造成疾病的理論有所疑慮外，也顧忌中醫治療所採用的藥物，可能對地球上的物種產生令人擔憂的效應。

著名的科學期刊《自然》（Nature）的編輯群首先發難。

他們在2019年5月的一篇文章中提到，因為中國的關係，非洲的驢子，尤其是其皮毛，變成了炙手可熱的商品，以至於非洲某些國家開始展開殘忍的偷獵行為，因而促成了尼日、坦尚尼亞及波札那等國家，以採取禁止出口的法令來保護驢子的數量，其中以奈及利亞政府最為積極，將宰殺和出口驢子的行為明定為犯罪。

看到這樣的敘述，相信臺灣的朋友們一定會發出會心的一笑，造成驢皮浩劫的罪魁禍首就是風靡華人世界的宮廷劇《後宮甄嬛傳》。劇中，常被太醫或娘娘提及、深具養顏美容功效的「東阿阿膠」，其重要配方就是驢皮，它可是和人參、鹿茸及燕窩等並列的珍貴藥材。

由此而來的驢皮熱潮營造出每年將近22億美元的商機，不僅僅止於美容，驢皮提煉成的明膠，還被認為有止血、鎮咳與抗癌的效用。過去數十年來，隨著中國富裕人口的成長，「東阿阿膠」的需求暢旺，中國境內的驢子大幅減少，於是，商人把目光轉向非洲，造成原本是非洲人重要的勞力工具跟著大量消失。

自然期刊的編輯群擔心的不是只有這個問題而已，文章中還提到，由於中醫療法的需求，使得老虎、犀牛、海馬，甚至穿山甲等物種，被推向瀕臨滅絕的邊緣，因為牠們都是中醫藥典裡不可或缺的藥材。

此外，中醫遲遲無法國際化的另一個原因是，有太多的療法無法被證明其功效，尤其是缺乏大量的科學證據可以佐證上述這些動物製材確實能帶來相當的療效，說不定只是大多數使用者的自我感覺良好而已。目前仍沒有定性和定量的實驗數據可以替傳統中醫說話，因此難以令眾人信服。

　　我和自然期刊的編輯群立場一樣，歷經過數千年的演進，中醫療法自然有它一定的成效，只是它在世界化前，是否應該多向大眾展現強調其不同於西方醫學的獨特面，而非引領風潮導致物種的滅絕，否則就失去它的專業意義了。

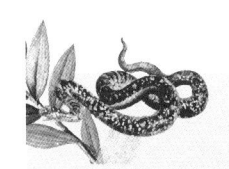

45 獨生子女是種病,真的嗎?

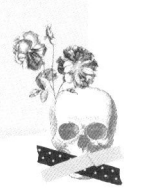

19世紀末,位於美國麻薩諸塞州新成立的克拉克大學(Clark University)校長史丹利・霍爾(Stanly Hall)這位號稱美國心理學的先驅,同時也是美國心理學會的首任主席,發起了當時對於兒童最大規模的研究,方法是向全國各地的教師傳送了一份問卷,徵詢他們在課堂上見過的、童年記憶中的,甚至是書裡讀到的「怪異和特別的」孩子是什麼樣子?

結果一共有1,045個案例被報告,按照其特徵和表現來分組,無論是以殘忍、多嘴、慷慨、醜陋、膽小、強壯等何種形容作為評斷準則,研究人員最終得出了兩類兒童的性格行事通常是最為怪異且獨特的,那就是移民,以及獨生子女。

對於上述的發現,研究人員感到十分震驚,一項更特別的研究也隨之而來。總共有數百名的獨生子女被特別安排做健康檢查、並派人前去瞭解他們在學校的適應狀況,詳細到連遊戲與社交生活也包括在內,結果,在總結報告裡,霍爾得出這樣一個結論:獨生子女本身就是一種「疾病」。

聽到這樣一個結論,相信讀者們肯定相當詫異,竟將獨

生子女當成一種「疾病的診斷」，這分明是種歧視。更遺憾的是，這個觀點左右了美國心理兒童專家幾十年的時間，雖然20世紀初是現代兒童心理學奠定基礎的時期，卻沒有人為此再做具規模性的實驗，取而代之的是據統計，當年的各大心理學雜誌上，有好幾十篇的文章肯定了霍爾的論點，有位記者還在報上大放厥辭地附和道：「如果沒有獨生子女，對我們個人和種族發展來說都是最好的。」

直到1928年，一位名叫諾曼・芬頓（Norman Fenton）的心理學家才進行了研究，推翻了前述觀點，表示獨生子女實際上與常人無異，為其正名。可惜這篇發表在《遺傳心理學雜誌》(Journal of Genetic Psychology)的文章就如同空谷足音、狗吠火車一般，沒有留下任何迴響，更撼動不了世俗印象中，獨生子女常常被寵壞、比較自私、行為怪異，總是感到不快樂或孤獨的長年刻板印象。

這種偏見直到二次世界大戰後，才開始有人起而正視。根據英國國家統計資料顯示，他們一共搜集了1946年出生的5,362名兒童、1958年出生的17,416名兒童、1970年出生的16,571名兒童，以及2001年出生的19,244名兒童的相關資料，發現在2001年之前出生的獨生子女，他們的認知能力甚至比擁有多個小孩的家庭還要好，但是在2001年後出生的獨生子女的這種優勢就變弱了，其中，並沒有任何證據可以支持

霍爾的論點。

另外一個強而有力的研究來自於德州大學教育心理學教授托尼‧法爾博（Toni Falbo），她在1980年代以後，遠赴因為「一胎化」政策，而擁有全世界最大獨生子女群體的中國考察，研究對象遍及城市和鄉村等多個地區，得到的結論是，不管是父母、老師、同儕或孩子本身，都沒有察覺獨生子女在任何方面有所與眾不同。

為什麼我要特別把這段醫療歷史寫出來呢？因為我就是家中的獨生子！

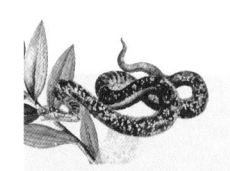

46
獨角鯨的獠牙，
皇室認證的萬靈丹

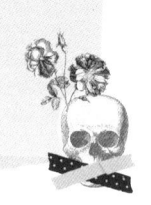

　　東西方的皇室都會面臨到相同的問題，就是在生活周遭隨時有被下毒的風險，因此各種稀奇古怪的解毒方法都會載明在史冊裡。我曾在前作中講述過西方醫學史裡曾流行過一種恐怖的解毒劑「毛糞石（Bezoar）」*，說穿了，它只是殘留在動物腸胃道裡，沒有被消化的結石。雖然沒有明確的證據指出它是解毒的神藥，但是在中古世紀的歐洲，它卻是皇室裡盛行的藥品。

　　上述這種深怕遭人下毒身亡的偏執，導致王室成員不可能相信解毒的萬靈藥只有一種，於是在歷史記錄中，我們會看到這群人透過迷信、煉金術，和其他天馬行空的方法尋求保護，

＊請參見拙作《胖病毒、人皮書、水蛭蒐集人：醫療現場的46個震撼奇想》中，〈銀針、結石與牛黃──醫學史上的解毒方法〉一文。

學者們稱之為「國王的贖金（King's Ransom）」——透過巨額的款項，購買他們相信可以中和，甚至排除毒物的魔法物品，其中最令我驚訝的是，清單裡竟然有「獨角獸（Unicorn，也稱『天角獸（Alicorn）』）」的角。

想當然耳，這裡指的獨角獸絕非神話裡的靈獸，它們大多取自於一種北極獨角鯨（Narwhal）的獠牙（Tusk, 如圖7）。這種螺旋狀、形似象牙的構造，實際上是牠們的感知器官，藉以讓該生物能夠檢測海水的溫度、壓力和其他大氣環境裡的微妙變化。

將「獨角鯨的獠牙」當成「獨角獸的角」的始作俑者應該

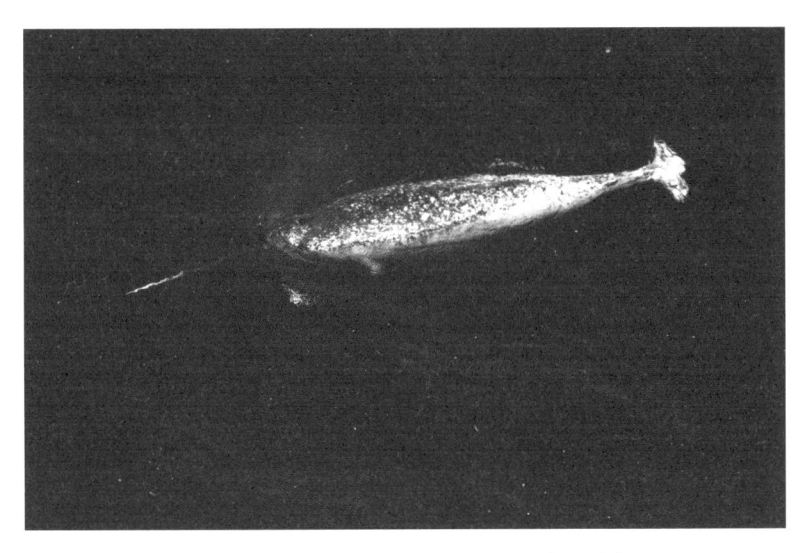

圖7　北極的獨角鯨。（圖片來源：維基共享）

是維京人。公元1000年左右，他們開始在格陵蘭島等地的海灘上，發現這些被沖上岸，狀似象牙之物，透過貿易，將它們出售給歐洲人。中世紀時期獨角獸已被視為是基督的象徵，因此這些商品就變成了聖物；到了文藝復興時期，在無知的人們推波助瀾下，它搖身一變成了治病的萬靈丹，所以會被皇室拿來當作解毒的藥品也就沒什麼好奇怪的了。當時它的價格也因此水漲船高，甚至比黃金高出了數十倍。

根據歷史記載，15世紀末的英國女王伊莉莎白一世是它忠貞的信徒，曾花了當年1萬英鎊（換算成今日的幣值約為172萬英鎊）買了獨角鯨獠牙，甚至用它做成的杯子喝水，她深信毒液接觸到獸角時會被化解掉，足以保證她的生命安全。

熱衷此道的大人物不只英女王。1533年，教宗克萊蒙特七世（Pope Clement IV）就送給了當時的法國總統弗朗索瓦一世（Francois）一支鑲金的獨角獸獸角。另外，哈布斯堡王朝皇室更在一根鑲滿寶石的權杖裡也加入這種獸角。

當然也有比較理性的君主。伊莉莎白一世的繼任者詹姆斯一世為了證明它是否真的有用，在花了一筆為數可觀的費用買下同樣的獸角後，讓一名僕人飲下毒藥，再命侍衛餵他服下獸角研磨成的粉末，結果那名僕人還是一命嗚呼——這件事不但證明了詹姆斯一世多疑的性格，也為有錢就是任性下了最好的注解。

如今，仍然可以在歐洲各地的皇室收藏品中看到獨角鯨的獠牙，但是是以一種令人印象深刻的裝飾珍品現身，相信沒有幾個人知道它曾經是在王公貴族間風行的解毒劑，甚至是皇室認證的萬靈丹。

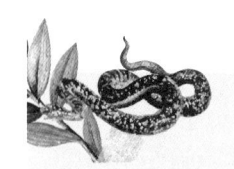

47 吃土有益,「藥用土」的功效

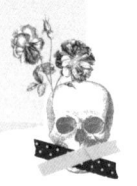

「吃土」一詞是現下相當流行的網路用語,意思是自嘲薪水花光了,直到下次發薪前,就只能吃土度日。據學者研究,這詞是源自於2015年,中國的雙11網路購物節後,那些瘋狂網購、不知節制的購物者自我嘲諷而來。

相對於新興的網路用語,醫學史上的「吃土」倒真的是一個蠻有趣的題材,很多藥用土都曾被載入醫學典籍裡,而且早在美索不達米亞時代就有了。根據莎草紙的記載,埃及人常用土來治療皮膚疾病,美艷聞名的埃及艷后克麗奧佩脫拉(Cleopatra)據說也是使用這些藥用土來保持皮膚的光滑柔潤,除此之外,有一點必須提的是它可以用來治療腹瀉等腸胃道疾病。

西方歷史對於這些藥用土的成分記錄良多,在這裡特別介紹一種相當有名的「萊姆尼安黏土(Lemnian Clay)」,它的產地是希臘愛琴海的利姆諾斯島(Island of Lemnos),從古希臘羅馬時期就相當盛行,甚至到了1884年仍然被收錄在重要的西方藥典裡。不過有學者提出質疑,因為不知節制的開採,早

在那時就已經讓它資源耗盡了。

由於萊姆尼安黏土聲名遠播，早期被製成片劑或糕餅狀，在上面蓋有獨特的印記「Terra Sigillata」——此為拉丁文，意思是密封的土地。羅馬時期的名醫蓋倫甚至專為它寫了一本書，分享了多種內服和外用的案例。

Terra Sigillata最令人嘖嘖稱奇的地方是它有解毒的功效，當然，自然也需要有江湖術士的推濤作浪。根據史書記錄，1580年時，一位名叫阿德里亞斯‧貝特霍爾德（Adreas Berthold）的礦工在德國四處推銷這種黏土（即便它不是來自利姆諾斯島，而是波蘭某座山裡的產物），大肆吹噓它是對抗各種毒物和疾病的萬靈丹，甚至可以治療當時人人聞之色變的瘟疫。他還拿狗來做實驗，讓牠們吞下毒物後，測試自己產品的解毒能力，結果吃了Terra Sigillata的狗竟然真的存活下來。隔年，有政府官員也拿它來測試，讓一位被判死刑的犯人利用它來解毒，沒想到還真的有效。

史冊裡並沒有記載被測試的人或狗吃下的是何種毒物，但好奇於萊姆尼安黏土解毒功能的學者真的拿它來做研究，進而發現這些土裡有矽酸鹽的顆粒，它能夠吸收砷等毒物，減低其毒性，然後排出體外，防止毒物被吸收到血液裡，無怪乎Terra Sigillata在歐洲的皇室裡也是必備的解毒聖品之一。

最後要介紹的一種藥用土叫做「坡縷石（Palygorskite）」，

這在美國東南部是常見的一種黏土，它的運用非常廣泛，像是加在油漆、密封劑、催化劑或動物飼料的懸浮液裡。有科學家發現，它可以促進消化道裡面的酸和有毒物質的結合，但因為效果不是很穩定，所以只拿來作為止瀉藥的複方成分之一。我訝異於自己在經年的行醫過程中，竟也使用過含此成分的止瀉藥（Kaopectin），這種果膠狀的產物至今仍存在於各大醫院的處方集裡。不過坡縷石的成分最終因為療效不確定已經被其他物質所取代。

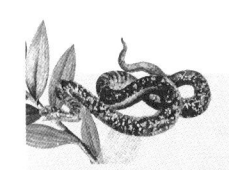

48
蟾蜍石可以治療癲癇，吸附有毒的物質

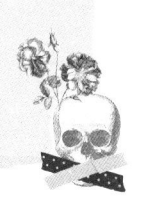

普羅大眾對於蟾蜍的刻板印象可能是以招財為主，但是對於中西醫而言，牠卻是人盡皆知的解毒劑。

中藥材有一味名為「蟾酥」的藥方，是由蟾蜍科兩棲爬行動物的耳後腺及皮膚腺的分泌物加工而成，是有名的傳統中藥材，始見於隋唐年間的醫家甄權所著的《藥性論》一書，其原名是蟾蜍眉脂。中醫對它的理解是「味辛苦烈，氣熱，有毒」，但卻有「解毒、消腫、強心、止痛、治疔瘡、癰疽、發背、瘰癧、慢性骨髓炎、咽喉腫痛、小兒疳積、心衰、風、蟲牙痛」等不勝枚舉的功效。我猜想，它會被中醫列為重要的解毒藥方之一，大抵脫不了「以毒攻毒」的概念。

近代科學化的研究發現，蟾酥裡有類固醇、生物鹼及強心苷，當然還有造成食用蟾蜍會中毒的「蟾蜍毒素（bufotoxin）」，由於產量稀有，目前它是中國列為禁止出口的管制藥品之一。

至於西方的醫學歷史典籍中，蟾蜍也曾是解毒藥方的重

要成分,非常有趣的是,和中醫不一樣,雖然頂著「蟾蜍石(toadstone)」這個名稱,但它跟真正的蟾蜍一點關係都沒有。

蟾蜍石在西方古老藥典裡,是一種充滿神祕力量的石頭,一般人都認為它是在蟾蜍的頭部中形成;學者們則以為,人們之所以會有這樣的想法,是因為蟾蜍的皮膚具有毒性,食用它的人可能中毒、甚至死亡,於是自然而然地認為這種生物身上自帶解毒劑,並且以魔法石的形式存在。

倫敦自然歷史博物館的保羅‧勒(Paul Tylor)指出,蟾蜍石和舌石(一種巨鯊的牙齒化石)一樣,早在古希臘羅馬時代就是有名的解毒劑,甚至可以用來治療癲癇。由於它的神奇效用,蟾蜍石有時會被拿來鑲嵌在珠寶飾品上,隨身配戴保平安,尤其當它貼在皮膚上時會發熱、出汗,甚至改變顏色發揮抵禦外力中毒的功效。中古世紀的藥典裡則載有蟾蜍石可以治療腎臟病,更甚的是還能帶來無比的歡樂。

無怪乎大文豪莎士比亞會在劇作《皆大歡喜》(*As you like it*)中,透過老杜克一角宣揚其好處,他說道:「逆境的好處是甜蜜的,它就像蟾蜍一樣,醜陋而有毒,但頭上卻戴著一顆珍貴的寶石。」事實上,神聖羅馬帝國查理四世(Charles IV)的加冕皇冠上就鑲著蟾蜍石,世界各大博物館中,各種珍貴的寶石飾品上也不乏它的身影,下次當你出國去歐洲參訪博物館,對於一再見到的蟾蜍石,應該可以泰然處之,見怪不怪

了。

　　寫到這裡，相信有些讀者一定感覺到有哪裡不對勁？這世界上應該沒有頭頂上長著石頭的蟾蜍吧！沒錯，事實上也是如此。所以真正的蟾蜍石到底是什麼呢？根據科學家的研究分析，它大多出現於侏羅紀和白堊紀時期，是一種已經滅絕的魚類化石，巧妙的是，這種石頭如果磨成粉末，服用之後，還真的能在腸胃道裡吸附有毒的物質。它的神話或許是因為如此才沒有被戳破吧！

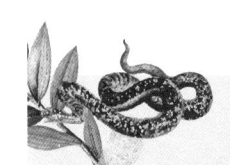

49
頂流明星求表現，把身體當成毒品的儲存罐

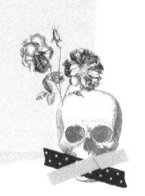

2023年，放眼全球娛樂圈最令人震撼的消息，我想，莫過於日本傑尼斯事務所在9月份的公開道歉，承認已故的創辦人強尼喜多川多年來性侵小傑尼斯藝人，進而惹怒日本放送協會（NHK）放話，年底的紅白歌唱大賽，將不會有傑尼斯事務所的藝人參加。

上述事件是不是有些熟悉？2017年在美國娛樂圈掀起驚天波瀾的「#me too」活動中，多位女性藝人勇於發聲表示自己曾在職場上遭受性騷擾，甚至是被性侵的難堪往事，這項議題星火燎原般，隨即燒向了全世界，就連臺灣也不例外，其中最受關注的莫過於米拉麥克斯影業和溫斯坦電影公司的聯合創辦人暨電影製作人哈維・溫斯坦（Harvey Weinstein），他受到多位女星聯合指控性侵，加起來的刑期應該足以讓他老死監獄裡。

這種事似乎是娛樂圈難以擺脫的暗黑面，為了得到演出機會、揚名立萬，不管是上級的霸凌侵犯，或是出於自己的心甘

情願,諸如此類的事永遠在惡性循環,每隔一段時間就會有新聞爆發出來,即便是全球最夯的南韓娛樂圈也逃不了。不過,我要說的另一種讓人感到髮指的事,就是連醫師也作為幕後黑手參與其中。

史上公認好萊塢最為發光發熱的時期,約莫是從1920到1960年代開始,在這期間,造就了許多明星,為了能夠站在時代的浪頭上,女明星們是否發生過類似「#me too」事件,並不在比時歷史學家們的討論範疇裡,但是有一件事可以確定,那就是為了保持清醒以及身材的曼妙,濫用藥物的例子比比皆是,惡名昭彰的安非他命在當時,可是炙手可熱的藥品。

為什麼當時的好萊塢流行纖細身材的女性?一是在文化上為了要與維多利亞時代努力擠出胸部、穿著蓬蓬裙的女性做出區別外,另一個因素則是當時美國的社會已經步入豐衣足食,肥胖被視為一種病態,保險公司甚至開始提高胖子的保費。

所以為了保持身材與提振精神,安非他命在娛樂圈就變成一種公開的祕密,誠如當年的知名女星,19歲就以〈雨中曲〉(Singin' in the Rain)紅遍全球的黛比・雷諾茲(Debbie Reynolds)在2013年出版的回憶錄中寫道:一種名為「振奮藥丸」(pep pills,就是安非他命)的東西,讓大家可以保持長時間工作而不會疲累,而且一定不乏醫生願意與電影製片商合作負責開立處方箋,因為假使哪位醫生不同意開,自然會有其

他醫生取代加入。

安非他命除了能提神外，還會抑制飢餓感，因此讓身材不會變胖；然而，可怕的是有不少案例顯示，有些人在服用安非他命長時間工作後，根本沒有辦法閉眼休息或入睡，因此，醫師們在開立處方時，只好搭配安眠藥物濫用，雖是不得已的手段，卻是罔顧醫德的行徑。

頂流明星們為了能夠有突出的表現，把自身身體當成毒品的儲存罐，雖然造就了好萊塢的黃金時代，卻也因此染上毒癮，猝死案例更是時有所聞。如果沒有這篇文章，他們為追求事業所做的犧牲，就只能淪為人們茶餘飯後的談資。

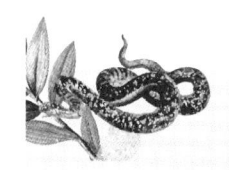

50 特斯拉與醫學（1）：發現X射線的第一人

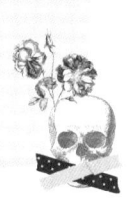

身為一名才氣縱橫的科學家，普羅大眾一提到尼古拉·特斯拉（Nikola Tesla），想到的就僅是他在電學方面的輝煌成就，其實，如果深入瞭解他的研究工作就會發現，他有不少發明與醫學相關。

1892年2月，特斯拉在一場電機工程師學會的演講中，詳細描述了他發明的碳按鈕燈（Carbon button lamp），那是一種單電極的白熾燈，真空玻璃燈泡的中心是一顆小碳球，由高頻交流電所驅動，依靠電弧在電極周圍產生高電流。那之後，特斯拉發現，這些燈會放射出強大的電游離輻射，不過這發現的促成者其實是美國大文豪馬克·吐溫。

馬克·吐溫和特斯拉是好友，他非常著迷於特斯拉的各種新發明。1884年的某天晚上，在參觀完實驗室後，同行的攝影師休伊特（Edward Ringwood Hewitt）提出要幫他們兩人拍合照，結果底片沖洗出來之後，上面有很多曝光過度的斑點，導致照片無法洗出。這件事讓特斯拉意識到自己發明的碳

按鈕燈似乎會發出一種「非常特殊的輻射」，於是他開始修改設計，並針對這種輻射線展開研究，可惜實驗室卻在1895年發生大火，將實驗數據毀於一旦，暫時中斷了這項研究。

另一邊，在1885年11月，德國科學家威廉・倫琴（Wilhelm Röntgen）在做陰極射線的實驗時，觀察到放在射線管附近，塗有氰亞鉑酸鋇的屏上在發著微光，他確信那是一種尚未為人所知的新射線，最後命名為「X射線」，這發現讓他在1901年獲得諾貝爾物理學獎。

特斯拉一開始並不知道倫琴的實驗，而是依照自己的節奏研究它，1896年之後的兩年間，是他研究X射線的高峰，他曾在《電力回顧》（Electric Review）雜誌中，發表了自己設計的射線管，和一張著名的照片「穿透鞋子的人體腳部骨骼」，如圖8，並將它稱之為「影子圖案（Shadowgraph）」，這和倫琴在期刊發表關於X射線的文章時間相當。

根據達尼耶拉・武切維奇（Danijela Vucevic）等學者回顧特斯拉發表的十幾篇有關X射線的論文，發現他是第一個提到其對生物危害的科學家。特斯拉詳述了它所造成的急性皮膚炎的變化，如發紅、疼痛和腫脹，也談到後期的影響，像是脫髮以及手指甲的變化；再者，特斯拉也是最先知道輻射防護三原則的人：距離、時間和屏蔽。

可惜的是特斯拉對於上述研究不是出於專業角度，例

如，他認為X射線對皮膚有害，影響最大的原因來自於臭氧及亞硝酸的產生，並非輻射的電離效應；另外，他提到X射線的危險性因為距離增加而減弱，並非根據距離平方反比的定律來應用，而是依據臭氧濃度的降低來做解釋。

讓我們回到前述，在獲得1901年諾貝爾獎的前夕，倫琴親筆寫了一封信給特斯拉，一方面讚揚他在X射線上的研究，另一方面也想知道他如何打造那樣的機器？幸而特斯拉心胸開闊，終其一生，他都沒有為自己可能是發現X射線的第一人這件事置喙。

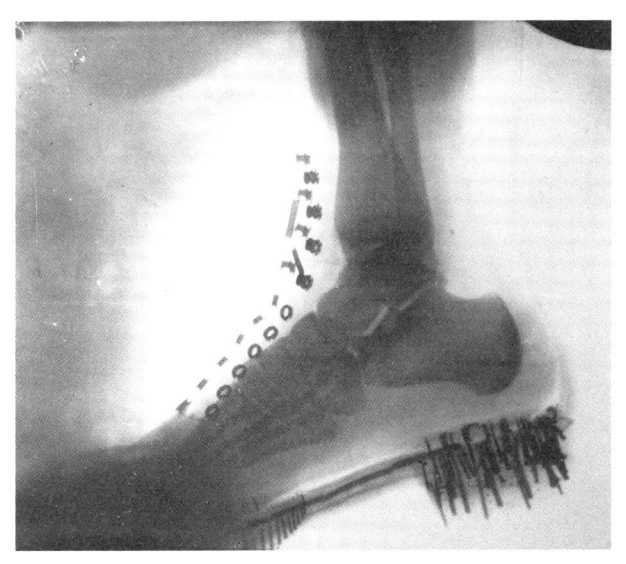

圖8　穿透鞋子的人體腳部骨骼照片。（圖片來源：特斯拉博物館）

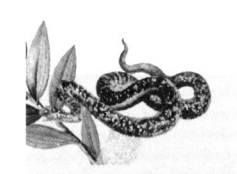

51 特斯拉與醫學（2）：發明首臺可攜式臭氧產生器

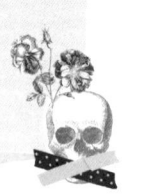

前面提到有關特斯拉與X射線的研究，相信眼尖的讀者一定會發現，特斯拉把X射線的很多作用和臭氧連結在一塊，看似喪失了科學家追根究柢的精神，但是，如果你很熟悉醫學的發展史，就能理解特斯拉的這種聯想有多理所當然。

19世紀初期，城市的熱能與食物的準備都是由煤炭燃燒而來，而它產生的氣味常常讓人感到非常不舒服，雖然當時並沒有正確的學理基礎，民眾卻都一致認為，隨煤炭而來的煙會導致疾病。想要在室內和室外呼吸到清新的空氣，對當時的人們而言，簡直是一種不可多得的奢望。因此，某種科學家在做電學實驗時產生的氣體——臭氧，就成了群眾們的救贖。

1840年，德裔瑞士科學家克里斯蒂安‧弗里德里希‧舍恩拜因（Christian Friedrich Schönbein）將電流引入水中後，聞到了一種獨特的氣味。他意識到自己正在創造一種新的物質，而它聞起來和天空發生閃電後，空氣中瀰漫的味道相似，於是將其命名為「臭氧（Ozone）」，取自希臘語的「ozein」，

即「氣味」之意。

臭氧的發現，一開始就迷惑了醫療專業人員。首先，它聞起來似乎很「乾淨」，和雷雨過後，空氣清新的感覺相類似，尤其當它釋放到密閉空間時，除了煤炭燃燒之後令人不適的味道外，其他相關的臭味也都會消散不見。頓時，臭氧產生機就成了醫療上不可或缺的消毒聖品，尤其是醫院裡的那些感染患者在接受治療時，身上發出的混濁氣味也能很快被清除。

雖然臭氧可以清新空氣，但是有科學家持不同的看法，例如1874年化學家詹姆斯·杜瓦（James Dewar）就在醫學期刊上發表研究報告表示，接觸臭氧後，青蛙變得昏昏欲睡、鳥類會急促喘氣、兔子的血氧濃度會下降；令人扼腕的是有更多的醫學雜誌支持在醫療的消毒上使用臭氧，不知是否因迷戀所致，臭氧的化學式是3個氧原子，他們大概覺得數大就是美吧。

1896年，就在特斯拉如火如荼研究X射線的時刻，為了籌措資金，他成立了特斯拉臭氧公司，發明了第一臺可攜式臭氧產生器，令人惋惜的是他不是銷售專家，這樣的發明對他而言只是曇花一現，如果特斯拉能夠像江湖郎中一樣，為產品大吹法螺的話，或許他生命的後期就不會資金短缺、生活困頓潦倒。

第一次世界大戰前，臭氧真的是眾人公認的消毒好工具，比如倫敦亞歷山德拉王后軍事醫院的醫生就使用臭氧來治療傷口和膿腫，他們會將氣體直接噴在傷口上長達15分鐘，

或直到皮膚「變得光滑」。

但隨著吸入它所造成的肺部傷害病例愈來愈多,它於是從醫療市場上慢慢退燒,僅存的功能大概是飲用水的消毒或器具的消毒,而且它在釋放時嚴禁有人在場。

意想不到的是臭氧空氣清新機目前竟還在市面上販售。如果讀者們有興趣,可以上美國FDA的網站瞧瞧,文中一直在強調這樣的商品並沒有達到清潔空氣的功能,反倒會因為臭氧濃度太高對身體造成損害。

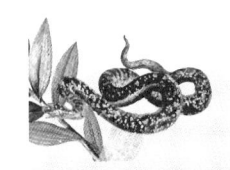

52
吹口哨「噓噓」，真有助於引發尿意

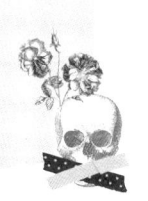

　　我的兩個兒子主要都是由母親帶大，嬰兒時期，不管是出於為了兩個小傢伙的舒適，抑或是節儉，每隔一段時間，我太太就會去檢查紙尿褲的情況，如果還是乾的，她就會抱著他們去廁所「噓噓」，不消幾秒鐘的時間，兩個小孩就會乖乖地隨著噓聲尿出來──相信和我同輩的人都有過類似的經驗，母執輩帶小孩的功力可見一斑。

　　根據歷來的生理學研究，人類會有尿意產生，是因為我們的大腦和膀胱之間，有一張神經網絡在不停地往返溝通而來，科學家稱之為「腦─膀胱軸疾病（Brain-Bladder Axis）」，這種複雜的感覺神經活動，乃藉由包括交感神經系統和副交感神經系統的運作，讓訊息在大腦和膀胱之間來回發送，它不僅負責促進排尿行為，還負責告訴我們什麼時候該去排尿。

　　比如當膀胱有尿液進入時，它的擴張會活化膀胱壁特殊神經受體，然後，這個訊息就被傳送到腦幹裡的「導水管周圍灰質（periaqueductal gray）」，等到漲滿的程度愈來愈大，就會

驅動「腦橋排尿中心（pontine micturition center）」向身體發出排空膀胱的信號。

當然，這個「腦—膀胱軸」的功能並非如此簡單，一些特殊的情況就會刺激它來加速我們的小便需求。前面提到的噓噓聲或流水聲，常引發人想小便的衝動。科學家認為，這種聲音具有放鬆身體的作用，能增加副交感神經系統的活動，因而觸發了放鬆膀胱肌肉有利排尿的準備；也有其他科學家認為，這種聲音產生「條件性心理效應」，類似於著名的生理學家巴夫洛夫（Pavlov）所做的狗試驗一樣，以食物和鈴聲來讓狗產生聯想，多次的刺激之下，當搖鈴聲響起時，狗就會不由自主地流口水。

另一個刺激尿意的途徑則更有趣。人在緊張的時候，甚或泡在冷水裡，這時候因為交感神經被激活了，血壓隨之升高，進而導致腎臟從血液中濾出更多的液體來穩定我們的血壓，這種情況被稱之為「浸入式利尿（immersion diuresis）」，此時的膀胱比平時更快被充滿，從而引發小便的衝動，這正好解釋當人面臨各種緊張情況時，諸如面試、考試，甚至是遇到心儀對象，常會詛咒自己的窩囊，克制不了想上廁所的窘境。

這種「浸入式利尿」或許也可以解釋有些惡作劇者的成因，那些我們以為因為在游泳池隨意小便內心沾沾自喜的人，或許不是出於本意，而是身體一下子接觸到冷水的本能反應。

有趣的是捷克的學者什拉梅克（Šrámek）的研究顯示，當人身體泡在溫暖的水中，放鬆的舒適感也可以增加尿液的產生，例如洗澡時將水溫從40℃提高到50℃，可以縮短參與者開始排尿所需的時間。

　　整理了上述的研究結果，大家不難發現為什麼有人會在網路上發明流水聲的App來刺激銀髮男性排尿，或許等我老了，攝護腺肥大造成排尿困難時，也可以利用上述的方法來增加排尿成功率。

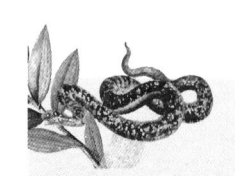

53
吃什麼肉有關係（1）：
豬肉趣聞

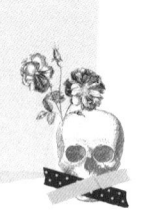

　　豬肉在臺灣是普遍的肉類來源，1960年代後，豬肉外銷甚至成為重要外匯之一，一直到1997年口蹄疫爆發，才讓豬肉的出口受到影響，到了2020年6月，世界動物衛生組織（OIE）認定臺灣本島、馬祖及澎湖不是口蹄疫的疫區之後，豬肉出口才又慢慢起死回生。

　　臺灣的豬肉出口大宗是日本，他們有多愛臺灣的豬肉呢？且讓我們看一下當地媒體的特色介紹文：

> 「由於臺灣為亞熱帶國家，豬舍經常使用淋浴清洗保持清潔，與其他國家相比，飼育時間較長，肉甜無腥味，脂肪口感的比例絕妙。」

　　看到這樣的敘述，我們應該感到自豪。可是如果你是穆斯林、猶太人，或者是部分的基督徒，可能會對它敬謝不敏。根據歷史學者的研究，這些信仰的人禁食豬肉的原因除了宗教典

籍的記錄外，最重要的原因是認為豬是雜食動物，不愛乾淨，是某些疾病重要的傳染源，在這裡不多贅述，讀者們可以上網查找相關的訊息。

明代以前，中國人和禁食豬肉的西方人一樣，對豬的評價也不是很高，甚至覺得「有害」。例如《本草綱目》作者李時珍談到豬時，說牠「水畜而性趨下，喜穢也」，他甚至引用《延壽書》的敘述，指出豬面臨被屠宰時，難免會受到驚嚇，情緒會傳到牠身上，因此「驚氣入心，絕氣歸肝，俱不可多食，必傷人」。

看到這裡是不是怪嚇人的？我還沒有講到「豬腎」呢，在今日，它可是冬令時節重要的養生補品，配上熱熱的麻油湯，是很多人在寒冷氣溫裡，一心嚮往的美食之一。但是你知道嗎？在《本草綱目》裡，李時珍引用歷代醫家的看法，認為豬腎「雖補腎，久食令人少子」，說白話一點，就是中醫講的腎虧。因此，若你在中華民國初建立時創辦的《時事新報》裡，讀到有人說豬肉是「痰敵」──即久咳成癆的原因，也就不足為奇了。

到了晚清時，由於西方醫學的傳入，相關的營養學慢慢被中醫所接受，人們對豬肉及其內臟不再有所顧忌，像是李時珍認為「豬腦」有損男性陽氣的觀念，就被「吃腦補腦」的想法所取代，遑論古代中醫典籍裡不具任何營養價值的「豬睪

丸」，竟也成了某些人餐桌上的佳餚。

　　我沒有唬弄你，就連孫中山先生的《建國方略》裡，也把現在菜餚裡常見的「豬血」放在他「行易知難」學說的第一章〈飲食為證〉：

> 「蓋豬血所涵之鐵，為有機體之鐵，較之無機體煉化鐵劑，尤為適宜於人之身體，故豬血之為食品，有病之人食之，故可以補身，而無病之人食之，亦可以益體。」

　　一樣的豬肉，在東西方古時與今日的歷史中，竟有那麼多重的面向，是不是令你嘆為觀止？

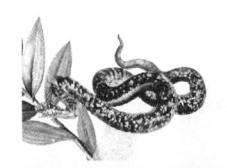

54 吃什麼肉有關係（２）：牛肉趣聞

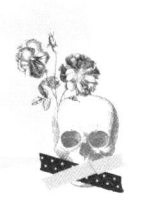

美國牛以穀物飼養，而且在成長期使用瘦肉精。什麼是瘦肉精？它是乙型腎上腺素受體促進劑（Beta-adrenergic agonist），能接合組織的腎上腺受體，讓組織如同接受到腎上腺素的刺激，引發類似於腎上腺素的功用，使支氣管、子宮平滑肌放鬆，因此乙型受體素也被開發成氣喘、安胎用藥。

雖然這種藥物使用的風險被廣泛討論，但不可否認，美國牛肉的油花跟口感，確實比其他國家進口的還要好，你看，我們臺灣人的嘴巴是誠實的。從2012年開放使用瘦肉精的美國牛進口之後，除了那年的銷量大受影響外，之後的8年內，美國牛肉的進口量就成長了3倍。

為什麼人類愛吃牛肉？針對這個問題，心理學家羅津（Paul Rozin）研究後指出，牛肉消費和所謂的男子氣概有正相關，尤其當它是以燒烤的方式烹煮，很符合俗語「大塊吃肉、大碗喝酒」的硬漢形象。

對於羅津的論述，我們來看看美國人是否真做此想？根

據2023年美國杜蘭大學營養學家阿米莉亞‧威利茨－史密斯（Amelia Willitis-Smith）團隊的研究統計，儘管大部分美國人認為牛肉是其生活中重要的一部分，但45%的人不怎麼吃牛肉，這對於年消耗量300億磅牛肉的國家而言，似乎有哪裡怪怪的，分析之後竟然發現，光憑12%的美國人就消耗了全國牛肉總量的一半。

阿米莉亞進一步分析了這12%的美國人，統計出他們大多是年齡介於50到65歲的男性。從人類生理學的角度出發，這段時期的男性正是體內睪丸酮的濃度下降、體力減弱，存在感萎靡的階段；他們每天消耗至少4盎司的牛肉，遠遠超出飲食指南對於紅肉攝取量的建議，為什麼會這樣？為了找回男子氣概這企圖似乎不言而喻。

適量的食用牛肉對身體的健康是有益的，但是每天吃掉4盎司以上的肉量反倒會增加罹患癌症和心血管疾病的風險，對於最有可能過量食用的中年男性來說，自然存在著健康上的危險，因此這個族群在美國也最容易罹患心臟病、大腸癌和肥胖等疾病。

臺灣近幾年來患有心血管疾病和大腸癌的人口一直居高不下，是大眾消費肉類的習慣改變使然，或是與食用了更多的進口美國牛有關？這點我不敢亂下評論，因為缺乏這方面的實際研究資料。

但無論如何，不管有沒有加入瘦肉精，牛肉還是帶著它該有的原罪。目前全球都在絞盡腦汁減緩地球溫室效應的行進，而其中很重要的關鍵之一就是減少所謂「溫室氣體」的排放。你知道嗎？為了飼養牛隻而導致的「溫室氣體」排放量，是養豬的8倍，甚至是家禽的10倍以上。

　　最後，身為一名心臟科專家，我以對心血管疾病預防有益的「得舒飲食（DASH，大家可以以此關鍵字上網搜尋）」為範例，每天的肉類攝取建議還是以白肉為好，偶爾吃點紅肉當是犒賞自己，千萬不要變成每天的飲食常態。

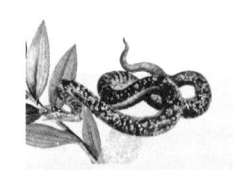

55 德國的化學成就（1）：
閃電戰的輔助劑

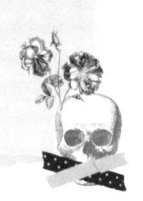

2023年10月7日，巴勒斯坦恐怖組織哈馬斯無預警地襲擊了以色列，不僅造成上千人的死亡，更強行帶走了數百名俘虜，這個被稱為阿克薩洪水行動（Operation Al-Aqsa Flood）的軍事攻擊，除了背後有完整的計畫與訓練外，在那些被擊斃的武裝分子身上，竟然找到一種名為「芬乃他林」（Fenethylline）的興奮劑，目前以Captagon的品名上市，在大多數國家都屬非法藥品之列。

芬乃他林在1961年首次由德國「贏創工業股份有限公司（Degussa AG）」所合成，為的是取代惡名昭彰的安非他命，它的主要優點是使用時不會導致血壓飆升，雖然已面世25年，還是沒能通過美國FDA的核准，作為合法的治療藥物。在某些國家則允許使用於過動兒以及嗜睡症患者身上——看到哈馬斯的武裝分子使用這種藥品，不免讓我們聯想到第二次世界大戰時，納粹德國藉由讓軍士們食用安非他命，進而以閃電戰（Blitzkrieg）的方式快速攻占了歐洲大部分領土的歷史。

既然談到德軍使用了安非他命，就不得不說一下德國的化學突飛猛進的原因，其中，毒品不過是這項成就中的一小部分，卻差一點讓這個國家陷入萬劫不復的境地。

　　第一次世界大戰落敗後，德國的政府官員深信，其中一個重要的因素是德國缺乏天然資源，於是在那之後，政府與民間通力合作，終於找出能勝過其他國家的競爭優勢，那就是合成，即用人工方式製造優良的產品。因此德國在1920年代之後，便開啟了歷史學家所謂的「化學黃金年代（Die chemischen Zwanziger）」，在這個時空背景下所產出的首項功績，就是成功地將德國變成品質好又價格低廉的毒品中心，不過所謂的「毒品」，只是當時的一些娛樂藥。

　　根據統計，從1925年到1930年間，全世界有四成的嗎啡來自德國，默克（Merck）藥廠生產的古柯鹼則位居世界第一。當時在德國，每家藥房都可以買到這些合成的藥丸，許多前往柏林旅遊的觀光客，都是為了所謂的毒品觀光（Drogen-Tourismus）──因為這座化工之國的首都，能夠提供便宜、多樣與無限量供應的娛樂藥。

　　那時候最有名的當屬1930年代位於柏林的特姆勒製藥廠（Temmler）所製造的甲基安非他命柏飛丁（Pervitin），並在1939年之後成為正式的處方藥，醫界視它為萬靈丹，用來壓制飢餓和疲勞，還可以止痛兼減肥。納粹德國政府在這件事情

上從默許到鼓勵，直至成為全球最大的販毒者，全因德國軍方發現它是培養無敵戰士最快的方法。醫學史家彼得・史坦坎普（Peter Steinkamp）在其著作裡針對德軍的閃電戰作此強調：就算不說沒有甲基安非他命就沒有閃電戰，也還是得承認閃電戰是受甲基安非他命所左右。

難怪我們會在史料中讀到，以閃電戰聞名的德軍將領海因茲・古里德安（Heinz Guderian）會驕傲地對著士兵說：我要求你們48小時不要睡覺，你們卻整整撐了17天。

《孫子兵法》說：「兵聞拙速，未睹久之巧也。」沒想到毒品竟然成了它最好的注解。

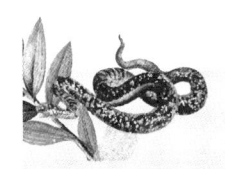

56 德國的化學成就（2）：德國軍靴

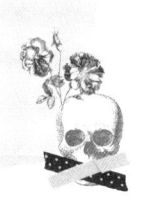

德國的「化學黃金時代」成就的不僅是藥品，還有染料與紡織業，另外不得不提的自然還有它的製鞋業。諾曼・歐勒（Norman Ohler），一位記者出身的歷史科普作家在他寫的《全體迷幻：第三帝國的毒品》（*Der totale Rausch. Drogen im Dritten Reich*）一書中，就談到了二戰期間，德國製鞋業慘無人道的實驗。

1940年代憑藉先進的化工技術，德國的製鞋公司如Salamander、Leiser（所製產品目前仍對全球銷售）等，研發了很多新的合成材料，為了測試它們的耐用程度以及品質，在納粹政府的協助下，竟以集中營的囚犯來做實驗。

這些鞋業公司將新研發的成品寄給國家，接著就被送到位於柏林北方的奧拉寧堡（Oranienburg）集中營——薩克森豪森（Sachsenhausen），1936年到1945年之間，主要關押政治犯。

囚犯們穿著寄來的新樣品，不斷地奔走於集中營內一條

一公里不到，但具備各種地形的跑道，以獲得鞋子的最佳產品資訊。這些人每天必須行走40公里左右，有時身上還得背負重物，藉此來測試鞋底的耐久程度，此外，同一品項的鞋子也必須試穿各種尺寸和鞋頭大小不一的產品，來比較出其中的優劣。

根據歐勒的說法，這些囚犯就是來回跑著直到鞋子壞了，或是體力不支倒下了，如此得出的結果是一雙橡膠底的鞋子，平均可以承受75天，大約3,000公里的測試。這可是眾多囚犯穿著同一雙鞋，走到幾乎解體才得來的資訊，也因此，平均每天約有20個人死在這條跑道上，要麼就是累到倒地不起，要麼就是因為太累停下被守衛射殺。

大約從1944年開始，德國的軍方也加入了這項委託測試，為了戰爭，這些鞋業製造商必須生產大量的軍靴，不僅要堅固耐用，還要利於行走，並適應戰場多變的地形及惡劣的天候。

鞋子的品質關乎戰場上士兵的舒適度，所以集中營的醫生認為，必須將這些囚犯逼到身體承受度的臨界點才能獲得更佳的資訊，一天走40公里的測試已經不能滿足要求，於是這些受試者身上開始被注射古柯鹼、甚至讓其服用柏飛丁，使他們能夠不間斷地走路，而為了強度更大的測試，也持續地相對加重這些毒品的劑量。

根據記錄，一位名為君特・萊曼（Günther Lehmann）的囚犯，竟然連續走了96公里而沒有任何疲憊感，集中營為此設下了所謂的「萊曼標準」——穿上鞋的囚犯走不到96公里就不准休息，除非死亡倒地，更甚的是，要求醫生找出最佳組合，混合毒品調製出可以讓人四天四夜不睡覺的劑量。雖然史料上沒有言明，但我相信閃電戰的德軍身上，一定有這種藥丸。

　　今天大家在Outlet商場的折扣品裡，依然可以看到許多德製的進口鞋，它們不僅耐穿而且輕便，只是很難想像在二戰時，竟然是以如此慘無人道的實驗來測試它們的品質，藉著這樣的方式，幫助製鞋業者找到最佳的合成配方，才能有今天的成果，遺憾的是，醫生竟然是幫兇之一。

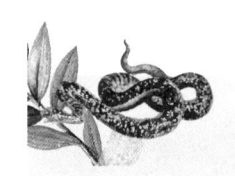

57 你需要知道的卡路里（1）：為資本家與戰爭服務的工具

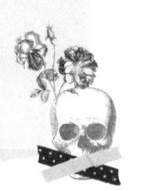

仿照西方的標準，臺灣對於市售食物標有所謂的「營養標示」，裡頭最重要的是成分中的熱量，其單位就是卡路里（calorie）。相信大家對它都很熟悉，而卡路里是怎麼來的呢？

卡路里開始的發想並不是為了食物中的熱量，而是化學家對於所謂能量的計算單位，最早的定義者是1824年法國化學家尼古拉斯・克萊蒙特－德索爾姆（Nicolas Clément-Desormes），然後在接下來的幾十年裡，科學家為了測量食物的能量值以及動物如何消耗熱量，便以卡路里為基礎進行各種實驗。到了1860年代，英國化學家愛德華・弗蘭克蘭（Edward Frankland）利用水還有裝著食物的小銅管，計算出各種食物的能量值，替卡路里的計算奠定了今日的標準。

為什麼用卡路里計算食物的熱量會造成流行呢？歷史學家不約而同地提到了從德國到美國發展的化學家奧特沃特（Atwater）。他在19世紀末訪問了德國多所大學的實驗室，

蒐集了數千種食物的能量值,並研究人們在不同活動水平下的卡路里需求,據此發表了大量的文章以及多場演說,不僅被美國農業部拿去引用,更受當時的資本家之邀去為工人做實驗,針對砌磚工進行飲食方面的研究,找出完成工作時,所需的卡路里和營養克數,提供雇主「以最低的成本促進人均磚塊產量的最大化」;為此,歷史學家塞拉瑟(Cullather)批評奧特沃特將卡路里拿來作為削弱勞動主張的一種方式,因為它從來不是衡量勞工餐盤內容物的中立客觀標準。

另一個促成卡路里流行的因素是第一次世界大戰。美國政府在戰爭期間為了避免食物浪費,出版了一本小冊子,專門強調卡路里的重要性;其中詳盡記載了各種食物的卡路里數,並且依據活動水平、性別和年齡,推薦每人每日卡路里的攝取量,FDA甚至建議美國人少吃一點喜歡的食物,為戰爭的安全儲備量服務。所以美國政府特別在保存肉類、小麥、脂肪和糖的儲存設備上做投資,因為這些食品所蘊含的熱量較高,而且其中的乾貨相對容易運輸,從而促進了所謂「家政經濟學」（Home Economics）的誕生。政府召開全國會議努力描述科學化家政學來尋求專業的認可與合法性,讓家庭生活變得更合理與高效能,而推廣卡路里正好符合家庭食品供應為科學化戰爭事業服務。

今天卡路里之所以盛行,並不是因為科學界的鼓吹,而是

美國政府為了戰爭要求人民避免食物浪費,以及卡路里本身最大的效能發揮而來。誠如歷史學家維特(Veit)的記載,美國的食物配給運動向人民傳達了一個重要的訊息:不保存國家選定的食物就構成了對公民義務的忽視。

　　理論上,在第一次世界大戰後卡路里就應該式微,為什麼反而歷久不衰呢?讓我們繼續看下去。

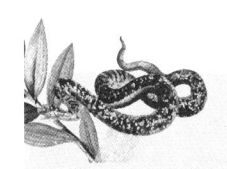

58
你需要知道的卡路里（2）：摩登女性的美學

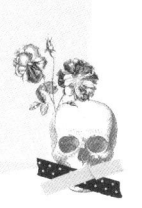

　　第一次世界大戰期間，美國政府對於食物卡路里的計算促成它的流行，然而在大戰結束之後，另一股風潮卻又將它推上了高峰。當時的美國白人掀起一股減肥浪潮，因為工業化的大規模生產，使得人民的生活轉為富裕，愈來愈多人將可支配收入用在炫耀性消費上，健康產業自然也想從中得利，進而全力在媒體廣告上暗示男人必須肌肉壯碩才有男性氣概，同樣的，女性也被灌輸「減肥」可以獲得自信與成功。

　　前述的概念讓維多利亞時代「腰部緊收、胸部豐滿和臀部寬闊」的沙漏型身材瞬間轉而被鄙視，而「平胸、窄臀和修長的雙腿」才是摩登女性的象徵；這樣的體態意味著財富和休閒，間接暗示具有身分地位的女性才有能力拒絕食物，控制自己的食慾，讓自己和只求溫飽不重身材的工人階級區別開來。

　　1920年代的女性為了達到瘦身的目的，甲狀腺素等減重藥品，甚至是擀麵棍都可以成為瘦身新寵，但是不管用什麼形式瘦身，都少不了卡路里的計算這門時尚科學，例如在當年的

好萊塢娛樂圈就流行過18天節食法（18-day diet），強調每天要攝取柑橘類水果、梅爾巴吐司（Melba toast，一種乾、脆、薄、片狀的麵包乾）、蔬菜及水煮蛋，藉由定量的攝取，讓身體每天只固定吸收585卡路里的熱量，採斯巴達式的生活型態，維持住美好的身材。

如果說奧特沃特將卡路里引入了美國的營養學界，那麼璐璐‧亨特‧彼得斯（Lulu Hunt Peters）醫師就是卡路里的普及者。她在當時算是處於時代尖端的女性，因為當代的女權意識並不高漲，能成為一名女醫師就已是非比尋常，尤其她更展現堅忍的意志力，嚴格控制卡路里的攝入與消耗來維持住體重。彼得斯根據自己的經驗，娓娓道出如何將220磅的體重，用科學的方法在短時間內減掉了70磅，雖然減重後的她看起來還是有點肉肉的，但對於當時的女性而言，簡直是奇跡。

彼得斯醫生很會推銷自己，與今天的網紅不相上下。從1918年開始，她便透過報紙的專欄以及著作，推廣精算卡路里的飲食指南，鼓勵節食者把食物想成是卡路里的代碼，告訴讀者為了需要消耗多少卡路里才能減重，在吃的食物就必須做選擇以符合要求的卡路里數。據統計，其著作《飲食與健康》（Diet and Health）是第一本美國最暢銷的飲食書籍，銷量至少達到200萬冊以上，僅僅在1922年一年間，它就重刷了9次，成為該年度非小說類暢銷書的榜首，值得一提的是，這本

書還貼心地為讀者設計了每天計算自己飲食卡路里數的空白記錄表。

瘦身的風潮至今沒有消退過,卡路里計算方法雖然已不再是今日的主流,但也早已成為現代人每日生活的一部分,只是我們不像前人那麼重視罷了;營養標示的數據變成僅供參考的數字,什麼生酮飲食法、瘦瘦針,以及其他種種稀奇古怪的減重法,都不再以卡路里來作為衡量指標。

59

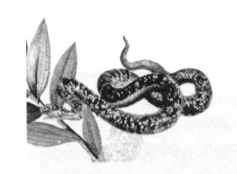

新冠疫情為何導致外遇增加?

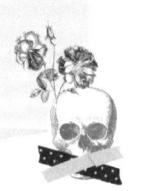

在新冠病毒肆虐期間,疫情指揮中心每天定時的統計報告就成了臺灣民眾的唯一關注點,結果因為團隊裡的某位重要成員涉入了一樁外遇事件,促使好事的媒體轉移了報導焦點,讓這位外遇者成為疫情之外的重要談資,網路上吃瓜的群眾對此的討論熱度,甚至比新冠疫情還高得多。

不論名人與否,朋友圈的外遇事件始終是人們的注目焦點,但是在新冠疫情發生的年代,它的面向是否有改變呢?在讀了加拿大約克大學(York University)心理學家阿米・羅卡奇(Ami Rokach)等人的研究報告之後,著實讓我長了不少知識。

外遇事件在西方期刊中使用的詞彙是「不忠(Infidelity)」,光是定義它就花了不少學者的功夫,不過大眾普遍的共識是如奧利維亞・里克(Olivia Leeker)所說的,因為「與第三方發生性關係,違反夫妻雙方制定的基本規則」。歐美歷來的研究顯示,外遇發生率一直維持在25%左右,它同時也是導致婚姻問題最常被提起的原因之一,不過有趣的是,它又不是夫妻婚

姻關係破裂裡的最主要因素,大概只占離婚理由的20%而已。

然而新冠病毒的流行,對造成外遇的比例及其復原期都產生了重要的影響。

根據學者高登(Gordon)及米切爾(Mitchell)所做的趨勢判斷,外遇在新冠病毒流行期間是增加的,雖然在疫情期間實施的社交距離政策,減少了與外遇對象進行肢體接觸的機會,但是使用網路虛擬應用程式的聯繫卻更加頻繁,最後「紙終究包不住火」,可能因此讓伴侶發現其不忠的行為;另一位學者艾米・亞當(Aimee Adam)的研究更發現,透過社群媒體進行的調情或性行為,確實與網交相似,而且與實際肉體的性不忠也相當,極易破壞伴侶間的浪漫關係,讓彼此間的感情每況愈下。

上述的外遇情況若被抓包,其後果也是不堪設想。因為這時期,隔離政策使得伴侶雙方彼此相處的時間增加,婚外情造成的焦慮與憂鬱,在程度上會比沒有被隔離的生活條件下更容易變大,尤其是伴侶染上新冠病毒時,身心的受創程度會更加劇,對於受害的一方來說,波動的憤怒、無力感與被遺棄的感受甚至會導致自殺的意念。

再者,對於外遇曝光後的發展而言,原本可幫助伴侶關係止痛療傷的契機也因為新冠病毒的流行變得愈加複雜,原因在於此時這些伴侶獲得醫療資源和社會支持的機會受到了更多

的限制,尤其是通常使用的「分居」降溫手段,也因著隔離政策變得窒礙難行,彼此的嫌惡在朝夕相處下與日俱增,最終變得不可收拾,更甚的是,這些夫妻的對話衝突在有小孩的家庭中,一不小心就會在無意間被孩子聽到,進而增加了全體家庭成員的焦慮與壓力。

相信大家讀完前面的論述後會發現,任何傳染病的流行其影響都是全面性的,不會只有疾病的本身,相關的社會與家庭的被破壞程度也是巨大的,外遇的研究只是它的冰山一角。

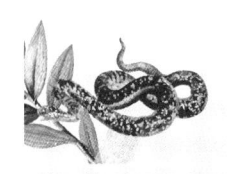

60 糞便不但能入藥，還能治病

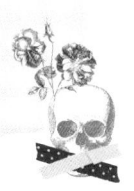

相信讀過我寫的有關於澳洲醫師湯姆‧柏洛迪（Tom Borody）治療偽膜性大腸炎（pseudomembranous colitis）一文*的讀者，對於他使用「新鮮的人類糞便」作為藥方治癒患者的故事肯定大為震驚，文末關於中醫以「黃龍湯」——也就是陳年大便的黑色糞水當作解毒良方時，可能會感到噁心，但大家不知道的是，在古老的中西方醫學裡，以糞便入藥根本不是什麼新鮮事。

1862年，英國醫師約翰‧黑斯廷（John Hastings）出版了一本吸引大眾眼球的醫學著作《爬蟲類排泄物藥用價值的探究》（The Medicinal Value of the Excreta of Reptiles），這位在歷史學家眼中充滿好奇心與實驗精神的醫師，相信人類所有的

＊請參見拙作《胖病毒、人皮書、水蛭蒐集人》中，〈健康人類大便的妙用〉一文。

疾病都有上帝提供的方法可治療，儘管大部分的醫師都把心力放在藥用植物的研究上，黑斯廷卻認為動物的糞便也可以是廣闊而開放的研究領域。書裡詳盡地介紹了他調查的各種動物，談到爬行動物的排泄物時，更是發現了許多可以幫助疾病恢復的藥用價值，底下就分享一些他的治療案例。

　　黑斯廷有一位患者是28歲的音樂家，因為久咳不止，甚至有盜汗、食慾不振等惱人的症狀，針對此，他開出了「尼羅河巨蜥（Nile monitor）排泄物200粒」的處方，服用法是佐以尼羅河河水一湯匙，每日服用3次，治療一週後就見改善；另外一個有趣的案例是關於一名牧師的12歲女兒，她長年苦於氣喘，黑斯廷用變色龍排泄物製作成的液狀物，讓她每天3次塗抹在喉嚨和胸口上，幾個禮拜後，患者的氣喘竟然痊癒了。

　　不僅如此，黑斯廷還用其他爬蟲類的糞便，成功治療了月經失調與痔瘡患者，儘管他沾沾自喜的形容他的患者對於治療結果有多滿意，但他的這些案例報告在當時英國的主流醫界卻被視為大笑話。英國醫學雜誌就引用了當年的名醫莫里斯（Morris）對他的評論：黑斯廷的治療方法根本是場鬧劇，即便是用200粒的起司碎塊當作藥方，病人也會得到滿意的結果。

　　黑斯廷採用的療法是天馬行空嗎？其實不然，在1747年英國出版的《通用藥典》（*Pharmacopoeia Universalis*）裡，作

者詹姆斯（R. James）博士就已經將動物糞便作為藥材使用，黑斯廷只是另闢蹊徑，選擇爬蟲類的糞便而已。

西醫使用糞便當藥物或許讓你大吃一驚，至於中醫在這方面可是有過之而無不及，例如「望月砂」就是野兔子的糞便，有去翳明目、殺蟲解毒功效；蝙蝠的便便叫做「夜明砂」，功效是清熱明目，具有散血的效果；和變色龍的屎有異曲同工之妙的「五靈脂」，其成分是鼯鼠的排泄物，有通利血脈、散瘀止痛之功效，可治腹痛、胃痛、痛經、產後血瘀腹痛等疾病。

就不再繼續談那些令人作嘔的東西了，不過我對這件事的看法其實蠻正面的。試想一下，如果把現今罵人的話「吃屎」挪到200年前的歐洲，被罵的人搞不好還甘之如飴呢！

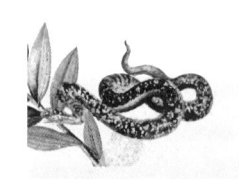

61 奇妙的春藥（1）：西班牙蒼蠅宣稱可以催情

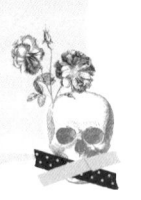

每天睡前轉到購物臺時，銷售的常常是提高男人「性致」的相關食品。穿著性感的主持人，以及男性見證者大膽露骨的敘述，其場景背後其實不僅是證明藥效，還有著人類歷史長流裡，不管是為了傳宗接代、還是表現男子氣概的需求，而且，此需求的熱度永遠不會減退。

上述的食品說穿了就差沒挑明是春藥而已。春藥的英文是aphrodisiac，字源來自希臘神話裡性與愛的女神「阿芙羅狄蒂」（Aphrodite）。她出生的故事非常有趣，是天神宙斯的父親克洛諾斯（Cronus）割下了他父親烏拉諾斯（Uranus）的生殖器後，把它扔進海裡產生的泡沫而來。「apros」在希臘語就是泡沫的意思——如此暴力的誕生故事，讓她恰如其分地成為千年來，各種稀奇古怪的春藥的代名詞。

美國梅約診所（Mayo Clinic）的神經醫學專家寶拉・桑德羅尼（Poala Sansroni）博士，曾為歷史上著名的春藥寫了篇回顧的文獻，限於篇幅，這裡就不談她所提的春藥三大分類

（引起性慾、增長持久力及助性），僅將其中一些在中西醫學歷史裡有名的藥物做個簡單的介紹。

首先談到的是阿拉伯世界。這裡是世界上眾多娛樂物資的發源地，例如大麻、咖啡和蔗糖等等，而他們最有名的助性藥就是「龍涎香（Ambergris）」，一種外貌如琥珀或黑色固態臘狀的可燃物質，它其實是抹香鯨腸胃道裡難以消化的固態物質與糞便一起排出來的東西，乾燥後，能發出持久的香氣，點燃之後，更是香味四溢，是古代漁民進貢給皇帝的至寶。它雖是定香劑的主要成分，卻能夠讓雄性老鼠聞了之後，做愛次數更頻繁。

桑德羅尼對上述現象的解釋是龍涎香中的「三萜類化合物（triterpene）」所導致，它刺激了腦下垂體前葉，使得睪丸酮（testosterone）在體內的濃度增加，進而刺激了雄性動物的性慾，透過這樣的運轉機制，能阻止多條平滑肌釋出鬆弛激素，因而增強性能力。

在阿拉伯世界中，有些人支持食物可以增強性能力的論點，例如蕪菁（Brassica rapa）、扁桃（又名西杏，Prunus amygdalus）以及薑等，這些食材經常會出現在日常餐點與菜餚裡。桑德羅尼認為它們有激發男性激素的效用。

另外，常常被誤解為春藥的還有斑蝥素（antharidin）。一般會以為它出自網路上所稱的「西班牙蒼蠅（Spanish

fly）」，如圖9，但其實它的來源不是蒼蠅而是甲蟲──在交配過程中，雄性甲蟲會分泌此種物質包覆雌性甲蟲的卵，以抵禦掠食者，因為它是一種強烈的燒灼劑。桑德羅尼認為斑蝥素之所以被誤認為春藥，是因為它能造成血管收縮而來，劑量小或許可以刺激陰莖的勃起，但若沒有控制好吸收到體內的量，不是造成腸胃道出血就是腎功能損害。因此，其高濃度的萃取物在美國被列為極度危險物質，使用斑蝥素生產和儲存藥品的製藥廠，必須受到嚴格的檢驗及繳交定期報告。

所以網站上銷售的西班牙蒼蠅大概都是假貨，至於我說的是不是真的，就請好奇的讀者以「斑蝥素」為搜索字眼，在Google上看看它有趣的相關故事。

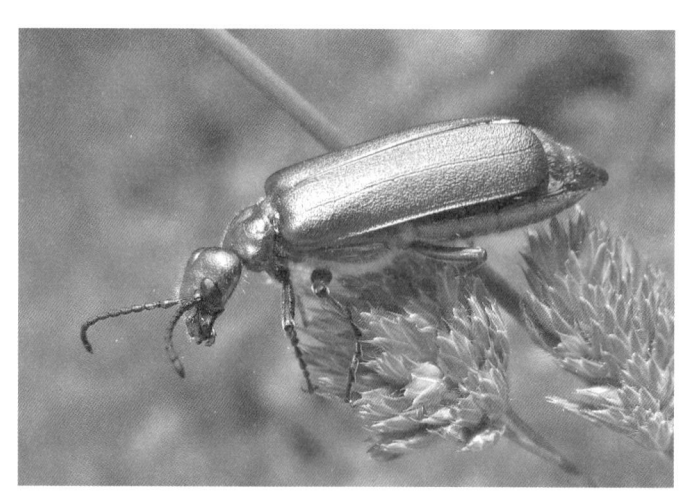

圖9　分泌斑蝥素的西班牙蒼蠅。（圖片來源：維基共享）

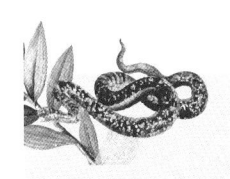

62
奇妙的春藥（2）：
人尿「人中白」也是藥材

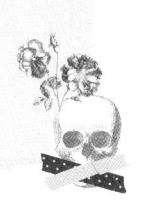

前面提到桑德羅尼整理了一份春藥名單，其中有部分和中藥材相關聯，第一個就是人參。作為史上流行千年的中藥，它有安精神、定魂魄、除邪氣及開心益智等功效；李時珍更在《本草綱目》裡說道，「人參治男婦一切虛症」所以有人拿它來當成春藥使用也就不足為奇了。

桑德羅尼認為人參最重要的作用是它能促進血管內皮細胞一氧化氮的合成，從而變成強力的抗氧化劑，引發血管的擴張，這裡頭當然也包括了陰莖海綿體，這點與當今很多在購物臺出現的保健食品一樣，強調成分中含一氧化氮，可以防止心血管疾病，甚至連攝護腺肥大也包括在內。

姑且不論人參能讓身體產生多少一氧化氮，根據醫學研究顯示，光是這種作用就可以刺激中樞神經，從而促進記憶力，並降低身體產生代謝性物質，更甚的是還有抗焦慮的功能，因此，便衍生出它作為增強性慾的藥物之一。

桑德羅尼還提到的另一款助興中藥是蟾酥。我在前面

的文章裡說過它具有毒性，但卻可被拿來當成解毒劑。其藥理作用是因其富含的蟾毒色胺（bufotenine），一種色胺（serotonin）衍生物，稱作5-HO-DMT，其作用和強心藥物地高辛（digoxin）相似，它不只在蟾蜍的皮膚上可以發現，也存在於某些蘑菇中，相信聰明的讀者已經猜到，不消說，這種物質就是很厲害的致幻劑。

特別要提到的是西方世界裡，現在有人使用的「愛情石（Love Stone）」號稱可以壯陽，主要成分除了蟾蜍毒素之外，還參雜了其他一些不知名的助性劑，所以偶爾會看到網路上報導，某些人因為吃了它而猝死。我認為最重要的致命原因應該是心律不整，與地高辛中毒有關。

最後，我還要補充中藥裡一種知名的春藥「人中白」，有時又稱為「秋石」、「千年冰」，來源是長年沒有洗的尿壺中，裡頭自然沉積的固狀物，將其從表面刮取後，風乾泡製而成。中醫藥典上稱它鹹平無毒，入肝、腎、三焦及膀胱四經，功效是清熱降火，除痰、解毒、祛瘀及止血，主治勞熱、吐血、肺痿，也是治療口舌生瘡及下疳惡瘡的良方。

為什麼這麼噁心的東西會是春藥？老實說我也不知道。查看了一些資料後，才知道早在漢代就有這類的處方，是方士進貢的御用春藥，也是長生不老藥。它的正統作法是從童男童女的尿液中提取，鑽研中國道家房中術有成的英國學者李約

瑟（Joseph Needham），還把人中白列為中國古代科技的26項發明之一。關於人中白，最有名的故事莫過於明朝的嘉靖皇帝，據說，他為了能長生不老，在大奸臣嚴嵩的引介下，服用了另一位大臣顧可學提供的「秋石祕方」，這位顧姓大臣還因此受封為工部尚書加封太子太保，卻也被眾朝臣譏諷是「嘗尿官」、「秋石尚書」，在民間也流傳著「千場萬場尿，換得一尚書」的說法嘲笑他。

從春藥的歷史裡挖掘出那麼多有趣的典故，也是我始料未及的事啊！

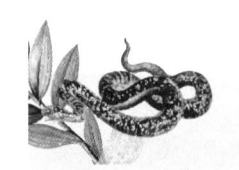

63
老來得子不太好

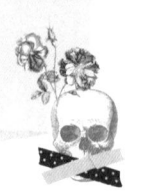

　　某些事業有成的女性往往年過35才考慮懷孕生子，我個人頗不以為然。其因是隨著年紀的增長，除了卵子的品質會下降以外，整個生產過程也會相當危險，不僅會影響母親以及胎兒的生長，產下畸胎的比例也會增加，所以在英國對於試管嬰兒的補助，只給付到年齡42歲以下的女性。

　　你或許有些忿忿不平，為什麼我只針對女性？其實，對於男性老來得子，我也抱持相同的態度；男性實在無須在年紀大了之後，還去做生兒育女這件事。不過，就目前的統計資料來看卻有這樣的趨勢：以美國為例，1980年代時，每1,000名35歲至39歲的男性，為人父的比例是43位，到了2015年，已經上升到69位。

　　年紀對於生殖能力的影響不僅只影響到卵子。根據2015年紐西蘭學者謝里‧強森（Sheri Johnso）發表了一項大型回顧，其中包含了針對93,893名受試者以及90項獨立的研究，顯示男性的年齡會對精子的品質指標產生負面的影響，年紀愈大，精子的外觀、運動能力及受損數量都會增加，它其實和精

原幹細胞複製的次數有關，25歲的男性精子產生會經過350次複製，而45歲則會經歷750次，這意味著基因突變會更多。

另外，男性的年紀也會對另一半懷孕的機率產生影響。根據英國學者穆罕默德・哈山（Mohamed Hassan）對2,112對英國夫婦所做的研究顯示，45歲以上的男性需要一年多的時間才能讓老婆順利懷孕，所花的時間要比25歲以下的男性增加5倍，即使是老婆很年輕亦無法改變。

另外一項統計資料更有趣。法國生殖醫學專家艾曼紐・貝葉（Emmanuelle Begon）回顧了11項研究和對10,527個卵子所做的體外受精報告後得出，男性的年齡愈大，女方的活產率愈下降；加拿大學者彼得・陳（Peter Chan）呼應了此一觀點——年長的男性讓女方受孕，流產或死產的可能性更高。高齡父親所生的嬰兒，比年輕男性所生的嬰兒更有可能早產（懷孕32至37週），或是極早產（懷孕28至32週）。

年紀大的父親更有可能生下患有唇裂或橫隔膜開孔等先天性缺陷的小孩，罹患某些特定癌症的情況也變得更常見。一項針對丹麥近200萬名兒童的出生登記研究發現，父親的年齡每增加5歲，小孩罹患兒童白血病的可能性就會增加13%，高齡父親所生下的孩子，罹患腦癌和乳癌的風險也會升高。

相關精神病的研究也有類似的結果。美國西奈山醫院的自閉症研究中心發表的期刊表示，孩子出生時，若父親年齡

超過40歲,小孩患有自閉症的可能性是父親30歲以下孩童的6倍;也有學者指出,父親年齡超過50歲,後代罹患思覺失調的風險則增加5倍,遑論其他如強迫症、過動和躁鬱症增加的可能性。

我的結論是不要不信邪,傳宗接代的責任在適婚年齡完成是一種負責任的表現,對自己和下一代都是好的!

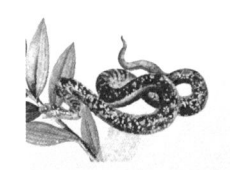

64
醫學「商展」，美國庸醫的黃金時代

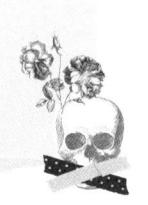

　　臺灣夜市的雛形應該是來自「流動商展」。早期物資貧乏、生活不易，商家們為了多賺錢，於是趕集般，在各個城鎮間遊走，於特定的時間在特定的地方出現，販賣各種食物及雜物，當然，其中也不乏有一些人在賣藥，但只占少數。

　　19世紀末至20世紀初，在美國，前述的巡迴商展中，被誇大功效的醫療用品常常是主角，稱之為「巡迴醫學展（Traveling Medicine Shows）」，甚至有雜耍團配合宣傳某些神奇的藥品，著名的魔術師暨脫逃大師哈利‧胡迪尼（Harry Houdini）沒有成名前，就曾在這樣的團隊裡跑龍套。

　　為什麼這種醫學巡迴商展可以販售不實的醫療用品呢？除了當時醫療的水準低下外，美國政府的監督機制也很差，任何人只要提出和別人不一樣的藥品成分就能註冊商標，成為自己的專利藥品（patent drug），而這正是今天成藥的始祖。

　　管理鬆散的結果是巡迴醫療商展裡，充斥著各種可怕的商品，嗎啡、古柯鹼及高劑量的酒精已不足為奇，掛羊頭賣狗肉

的物品比比皆是,連我們現在喝的黑松汽水,其重要成分墨西哥菝葜(Smilax regelii)在當時,也是被作為萬靈丹,什麼病都可以治。

這段時期算是美國庸醫的黃金時代,正好也是為美國打造鐵路的中國工人最多的時候,經過一整天的辛苦工作,這些來自中國東南部農家的子弟,都會使用從家鄉帶來的「蛇油」塗抹關節治療疼痛。根據研究,它是由中國水蛇所製成,含有減輕發炎的omega-3酸,由於不吝於和美國朋友分享,使得蛇油的療效聲名遠播。

此時,有些心術不正的美國人想如法炮製,可惜當地沒有水蛇可用來製作,有些人腦筋一動,乾脆拿響尾蛇來替代;但是有人更聰明,乾脆製造不含蛇油的蛇油藥,其中最有名的就是「史丹利蛇油(Stanley's Snake Oil)」,如圖10。根據當時的歷史記載,史丹利會把手伸進一個麻袋裡,抓出一條蛇將其剖開,然後放入沸水裡,當蛇身上的油脂浮在水面時,便把它撈出來製成蛇油,引得旁觀群眾爭相購買。

很多人買了這種蛇油之後,發現沒有達到具體的功效,於是有人去向美國政府密告,化驗出來後的成分只是一些香料和礦物油,因為這件事,衍生出一句英文諺語「蛇油推銷員(snake oil salesman)」,指的就是那些滿嘴胡說八道、推銷假商品騙取錢財的庸醫,這詞如今在政界上使用的頻率反而較

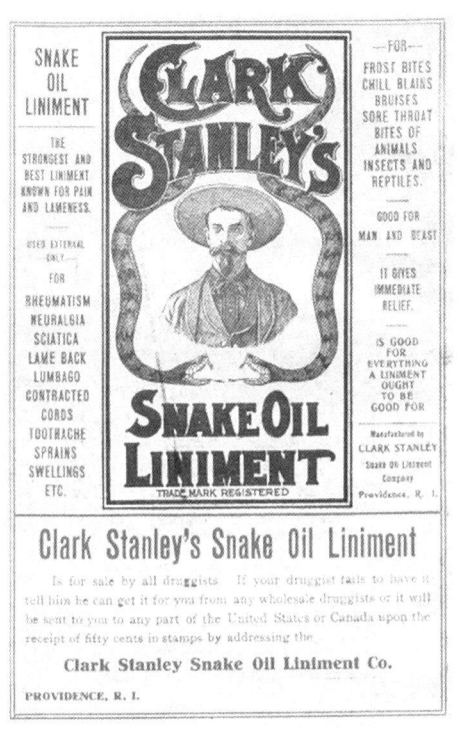

圖10　史丹利蛇油的封面，史丹利戴著一頂帽子，帽子周圍有兩條蛇。
（圖片來源：維基共享）

高，所以如果你不想用臺語的「王祿仔仙」來咒罵欺騙你的政客，不妨用「蛇油推銷員」來形容他們，豈不更顯得自己很有學問。

美國這種醫療巡迴商展在20世紀初達到了巔峰，也因為受騙的人數愈來愈多，美國政府終於不得不介入，在1906

年通過了〈純淨食品與藥物法案〉(the Pure Food and Drug Act),才慢慢遏止上述這種亂象。

　　你以為我們比20世紀初的美國人幸運嗎?我並不做此想,如今這些江湖術士的包裝手法更加巧妙,會用科學語言來迷惑大眾,以達到他們賺錢的目的。

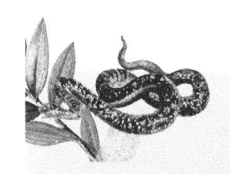

65 法國人心臟病少，與地中海飲食有關

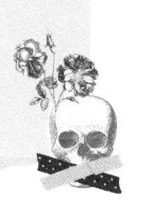

　　大家應該都聽過「地中海飲食」，其主要精神就是使用大量的橄欖油作為烹飪方式，並攝取豐富的水果及蔬菜，用豆類及海鮮取代紅肉及加工肉，當然也要以全穀類為主食並搭配未經調味的堅果，至於搭餐則是適量的紅酒，最後必須限制甜食。

　　地中海飲食並非橫空出世，也不是某種民族的飲食方式。它首先是在1950年代由英國的烹飪作家伊麗莎白・大衛（Elizabeth David）提出，在她所著的《地中海美食之書》（*A book of Mediterranean Food*）裡，描述了此種飲食習慣，後來被其他作家拿去加以闡釋。聯合國教科文組織（UNESCO）更於2013年將地中海飲食登錄在《人類非物質文化遺產名錄》上，明確概括義大利、西班牙、葡萄牙、希臘、克羅埃西亞、摩洛哥和賽普勒斯等七個國家在內。

　　經過多年的研究，恪守地中海飲食方式確實能減少死於癌症與心血管疾病的風險，同時可以降低帕金森斯症與阿茲海

默症的發生，甚至可以改善糖尿病的相關風險，不過它並非萬能。地中海飲食為全球熟知的另一原因是裡面含有大量的麩質，致使對於麩質過敏的人有增加的趨勢。

地中海飲食不是烹飪作家的主題，為什麼會成為醫學研究的焦點呢？既然都說到這兒了，那我們就不得不談談所謂的法國悖論（French Paradox）。

1980 年代末期，法國波爾多大學的流行病學專家賽諾爾（Serge Renaud）發現一個不尋常的現象，那就是法國人的冠狀動脈疾病發生率比較低，而且和當時醫學研究的主流相矛盾，因為法國人飲食中飽和脂肪相對較高，而它正是冠狀動脈疾病重要的危險因子。

賽諾爾接受了美國哥倫比亞廣播公司新聞頻道《60分鐘》的紀錄片拍攝，所謂「外行的看熱鬧」，節目裡傳遞了一則訊息，認為法國人心臟病發生率較低的可能原因是紅酒消費量高，結果在那一年內，美國紅酒消費量增加了40%，一些葡萄酒銷售商開始將紅酒定位為「健康食品」大加宣傳。

紅酒可以降低心血管疾病的風險？這對很多醫界人士來說是「重中之重」，因為不管有多好的成分在裡面，酒精會傷肝損害身體健康是不爭的事實，因此心臟科醫師米歇爾·德·洛熱里爾（Michel de Lorgeril）及營養師派翠西亞·賽爾（Patricia Sale）在賽諾爾研究的基礎上探討其原因，認為法國

人心血管疾病發生率比較低,應該歸功於地中海飲食,因為裡面富含Omega-3及抗氧化劑,輔以適量的紅酒飲用,最後增加了高密度脂蛋白膽固醇(HDL),同時減少低密度脂蛋白膽固醇(LDL);後者數值的不正常升高,是目前心血管疾病公認的殺手。

　　法國悖論已經被討論了很多年,一直都沒有辦法好好解釋其重要的原因,尤其是紅酒的爭議性最大,至於地中海飲食則一支獨秀,現在連減重的方法裡也有它的角色。如果讀者有興趣,可以上網搜「如何嚴格遵守地中海飲食原則」,達到瘦身又保持健康的目的。

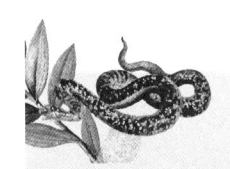

66
師徒之爭，誰發明了鏈黴素？

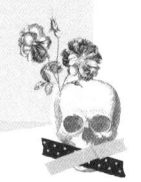

不管在哪一個領域能得到諾貝爾獎都是種至高的榮譽，但是在生理學或醫學獎部分，卻一直存在著某些爭議，甚至有錯誤也不想改正。因此美國醫學博士，同時也是歷史學者的莫伊拉・多蘭（Moira Dolan）才會稱諾貝爾基金會的成員是「老男孩俱樂部（Old Boy's Club）」。

什麼是老男孩俱樂部？根據韋伯英文字典的定義，指的是具有相同社會和教育背景的有錢人互相幫助的非正式系統。為什麼多蘭會這樣說呢？她特別舉了1951年諾貝爾生理學或醫學獎得主賽爾曼・瓦克斯曼（Selman Waksman）的故事當例子。瓦克斯曼獲獎的原因是發現了鏈黴素（Streptomycin），它是人類史上第一個可以治療肺結核的抗生素，瓦克斯曼為此名利雙收，賺得荷包滿滿，然而背後卻是一齣老師割了學生韭菜的暗黑劇情。

瓦克斯曼生於19世紀末、俄羅斯帝國的烏克蘭，身為猶太族裔的他飽受歧視，也被阻擋在大學之門外，直到20世紀初，他才在親戚的邀請下去到了美國的紐澤西州，剛開始

在農場工作,隔年便進入了羅格斯大學(Rutgers, The State University of New Jersey)就讀,在這裡,他得到同鄉,也是農學院院長利普曼(Jacob Lipman)的青睞,不僅提供他獎學金且支助他從事土壤細菌學的研究。

1930年代起,瓦克斯曼開始對土壤裡的微生物與複雜的生命結構進行了系統性的研究,此時正逢醫界為了尋找抗生素而投入大量研究的黃金時期,他因此與很多醫藥產業鏈建立了良好的合作關係,更在1939年出任美國二次世界大戰期間的細菌委員會主席,利用對於土壤微生物的深入研究,製造出能保護士兵與軍事設備的殺菌劑,並幫助海軍解決了損害船體的細菌問題,最後回到大學裡擔任微生物系主任。

當時的肺結核仍屬不治之症,結果在1943年的10月19日,瓦克斯曼主持的實驗室裡的研究生艾伯特・沙茨(Albert Schatz)分離出了鏈黴素,並且在實驗室裡證明了它在治療肺結核上的有效性。根據沙茨的指證,由於害怕染病,瓦克斯曼從來沒有進過他狹小的地下層實驗室,還在鏈黴素獲得成功之後,瞞著沙茨和梅約診所合作,開始對肺結核患者進行治療,並與藥廠簽約授予專利,卻沒有分享任何名利與功績給沙茨。

1952年瓦克斯曼獲得了諾貝爾生理學或醫學獎的殊榮,在得獎名單公布後,沙茨不僅寫信到諾貝爾基金會抗議,甚至一狀告上法院。瓦克斯曼在得獎感言中,心不甘情不願地些微

提到沙茨的貢獻,但隨著訴訟案如火如荼的進行,他最後與沙茨達成庭外和解,給付他3%的特許權使用費,以及12萬元的專利權分紅,更重要的是法院認證了沙茨有「作為鏈黴素共同發現者的法律和科學信譽」。

知名醫學雜誌《柳葉刀》(*Lancet*)對此事件發表評論,認為「諾貝爾委員會沒有承認沙茨的貢獻,是犯了一個相當大的錯誤」,然而截至今日為止,仍沒有看到該委員會做出任何的表示。

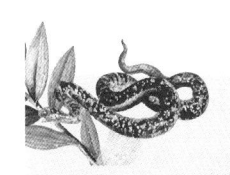

67
愛麗絲夢遊仙境，奇異幻象背後是汞中毒

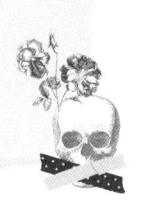

　　知名小說家在安排劇情上總是高深莫測，在不斷的反轉之下，總能讓讀者拍案叫絕，或許有人會問，他們的靈感都是從哪裡來的？如果細心一點，其實都可以從作者的成長背景裡找到蛛絲馬跡。

　　像是寫出《東方快車謀殺案》(Murder on the Orient Express)的作家阿嘉莎‧克莉絲蒂女爵士（Agatha Mary Clarissa Christie），如同我之前的文章所說＊，她的作品裡，大多數受害者都是被人毒死，兇手的操作手法及製毒技巧不禁讓人懷疑，克莉絲蒂背後是否有專業人士指點？這人士，其實就是她自己，克莉絲蒂的本業就是一名藥劑師。

＊請參見拙作《怪奇醫學研究所》中，〈偵探小說的角色個個都是用毒高手〉一文。

另一個要說到的例子就是知名作家路易斯・卡羅爾（Lewis Carroll）所撰寫的《愛麗絲夢遊仙境》（*Alice's Adventures in Wonderland*），故事裡那個虛構的角色「帽匠（Hatter）」，在第6章〈豬與胡椒〉中被「柴群貓（Cheshire Cat）」指稱他和「三月兔（March Hare）」都瘋了。

接著在第7章〈瘋狂的茶會〉裡，愛莉絲終於遇到了一直在喝茶的帽匠。他因為試圖為紅心皇后唱歌，但被以「謀殺時間」的罪名判處死刑，卻被他給逃脫了，作為報復，時間停止了對帽匠的尊重，讓他永遠停留在下午6點鐘。

帽匠這個人就是一整個詭異，除了在茶會中隨時調換座位，發表漫無目的的個人言論外，還會背誦沒有意義的詩歌，甚至會提出莫名其妙的謎語，柴郡貓的確所言不假，他確實是瘋了。

看到這裡，讀者可能會覺得我也是在漫無目的地隨口胡謅，但是通曉英文諺語的人肯定知道，有句諺語叫做「像帽匠一樣瘋了（Mad as a hatter）」有人認為它的出處就是《愛麗絲夢遊仙境》，可是醫學史專家們並不認同。至於為什麼會有這樣一句諺語？其實是因為當年很多帽匠真的都生病了。

維多利亞時代的英國是個製帽大國，製作過程中，必須使用汞蒸氣，以至於這些製帽工人的中毒率很高，而汞中毒會導致神經系統的損傷，輕則語焉不詳、記憶喪失和顫抖，重則展

現出瘋癲現象，最後被送到收容貧民的精神病院，所以才會有「像帽匠一樣瘋了」的諺語出現。

當時最有名的帽子製造重鎮是斯托克波特（Stockport），那裡的精神病院有專人監管，而卡羅爾的叔叔路特維奇（Robert Wilfred Skeffington Lutwidge）也是裡頭的病患之一。卡羅爾熟悉收容的條件，並親身參訪了至少一家精神病院，這裡的治療方式比較人道，除了上演戲劇、舞蹈和其他的娛樂活動外，甚至還會舉辦茶會安撫他們的情緒。

瞭解上述的背景後，相信讀者們下次再看到「像帽匠一樣瘋了」這句英文俗諺時，就知道它並非出自卡羅爾的故事，而是相關的實際生活經歷豐富了他創作的靈感。當然他的創作取材還不僅於此，分享一個小祕密，那時候的藥品管制並不嚴格，他可以輕易取得嗎啡或可卡因等毒品，所以《愛麗絲夢遊仙境》裡的人物有時會忽大忽小，場景有時會顯現奇異的幻象，應該是他在分享吸毒的經驗吧？

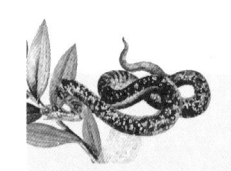

68 懷孕期間酒少喝為妙

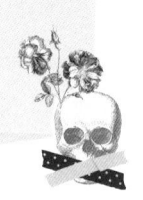

在上世紀80年代,美國衛生部長曾發出警告,表示女性在懷孕期間飲酒是造成胎兒身體和精神出現缺陷的重大原因,也就是著名的胎兒酒精症候群(Fetal Alcohol Syndrome, FAS)。它通常被視為永久性傷害──胎兒的眼睛會比較小、上唇比較薄,而且人中平滑,尤其會使胎兒的出生體重偏輕,也會伴隨著先天性心臟、腎臟的缺陷,或是聽力的損傷,有些胎兒之後會有學習障礙、甚至是發育遲緩。

美國疾病管制與預防中心(CDC)也提出假說,當母親有飲酒的習慣時,血液中的酒精會透過胎盤傳送給胎兒,因而造成上述的病症。在這個警告發出之後,不僅在於醫界,就連普羅大眾也深信不疑,認為胎兒出現與酒精相關的出生缺陷時,罪魁禍首肯定是母親在懷孕時期飲酒所致,說白一點全是母親的錯。

當初在做這項調查時,理論上,若發現出生的胎兒有前述的異常情況,就需要求小兒科醫師必須十分確定懷孕的婦女有產前飲酒的習慣,甚至連喝下多少量都要詳實記載,據此,才

可以確定FAS是母親在產程中飲酒所造成。不過有多個記錄顯示，被診斷患有FAS胎兒的母親否認在懷孕期間飲酒。

例如在美國加州大學聖地牙哥分校小兒科專家班多利（Bandoli）的研究報告中就指出，他至少確認過41位被診斷為FAS胎兒的母親並未在懷孕期間有飲酒的情況。在這之前的研究裡，這41名母親大概都會被認為是在飲酒問題上對醫師撒謊。

美國的這項認知事實上並沒有得到其他國家的全面認可，英國就是一個明顯的例子。在2007年5月之前，英國的衛生部都還在提醒孕婦「每週一次或兩次飲酒量不要超過1到2個單位的酒精」，這個量如果換算成酒類飲品的話，大概是1盎司酒精度45%的威士忌，125cc的紅、白酒，或是一罐酒精度5%的鋁罐啤酒——然而為什麼在2007年之後，英國會轉變態度不建議產婦喝酒呢？如同倫敦大學婦女研究所的產科顧問奧布萊恩（Pat O'Brien）所言，是因為英國民眾日益嚴重的酗酒問題而來。

對於女性長時間單方面承擔了FAS的成因，德州農工大學的發育生理學家邁克爾·戈爾丁教授（Michael Golding）頗不以為然，他表示另一名可能的肇禍者——胎兒的父親，也必須被拿出來調查研究。因為根據CDC的數據顯示，美國男性的飲酒量不僅多，而且因酗酒造成的疾病是女性的四倍之多。

由於FAS對臉部造成的影響比較明顯，所以戈爾丁團隊利用老鼠進行研究，以餵食了酒精的老鼠及其產下的後代，用數位影像做特定部位的對照，發現長期接觸酒精下的雄性老鼠會產下大腦、頭骨和臉部畸型的幼鼠，而且和餵食的酒精量呈正相關。

　　戈爾丁的研究雖然尚未擴及到人類，可是我相信應該會激起其他人的研究興趣，以分擔女性孕期飲酒在FAS上的責任。但不管怎麼說，酒還是少喝為妙。

69

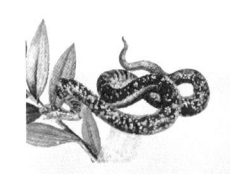

從夏威夷的火災，
回顧史上最嚴重的公民災難

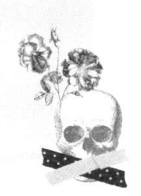

2023年8月，美國夏威夷的茂宜島爆發了嚴重的山林火災，乾燥的氣候加上風勢，使得火勢迅速蔓延全島，直至無法收拾。夏威夷州政府立刻進行了廣泛的撤離行動，宣布全境進入緊急狀態。

由於災情慘烈，政府啟動了國民警衛隊參與救災。兩天後，美國總統拜登發布聯邦重大災難聲明，夏威夷州長喬西‧格林（Joshua Booth Green）也聲稱此次的火災為夏威夷史上「最嚴重的自然災害」。

天然災害並非憑空發生，近幾十年來，這種災難級的山林火災有顯著增加的趨勢，專家們認為是全球暖化造成的環境反撲，逐漸減少的降雨量與過多的人類活動是主要的成因。

相對於天然因素造成的夏威夷大火，20世紀初，夏威夷也發生過規模不小的火災，只是並非天然因素造成，而是對於疾病的恐懼以及種族歧視而來。

1899年12月左右，夏威夷唐人街某公司的簿記員尤昌

（Yon Chong）被診斷出死於黑死病。當年此處有很多外來的移民，其中大部分是中國人。他們大多聚居在俗稱的「唐人街」，但裡頭的居民也有日本人和當地的原住民，所以說，尤昌的死激起了不該有的仇視中國人情緒。

當時的夏威夷正處於被美國併吞的草創時期，前一年8月，統領夏威夷的利利烏卡拉尼（Lili'uokalani）女王被迫退位，然後在其象徵權力的伊奧拉尼宮（Iolani Palace）升起了美國國旗，美國人的權威就此開始凌駕這個附屬的領地。

因此在唐人街爆發了讓人聞之色變的黑死病之後，在時任美國總統的桑福德‧多爾（Sanford Dole）默許下，當地的衛生官員迅速採取了行動，展開了史無前例的殘忍作為。有鑒於第一位受害者是中國人，所以有人建議摧毀整個唐人街，因為那裡是瘟疫的溫床，於是國民警衛隊對唐人街執行了強制隔離。

接著，那裡的居民都被扒光衣服送去薰蒸消毒，在眾目睽睽之下，接受嚴密的身體檢查，當然，他們的身家之後也在衛生局的一聲令下，在熊熊大火中，全然焚燒殆盡。

無知的衛生局官員認為這樣就可以控制住疾病的傳染，顯然地，燒掉唐人街並沒有改善這樣的狀況，因此，從隔年的1月20日開始，負責此事的委員會又焚毀了另一棟建築物，結果弄巧成拙，在強風的吹襲下，引發了和2023年類似的情

況。火災蔓延至很多地區,甚至燒到了碼頭上,據估大概夷平了檀香山五分之一的建築物。歷史記載上沒有特別強調的是,唐人街火災發生的時候,裡頭還有居民,即使在大火期間,他們也不被允許離開該地區,全副武裝的軍警和白人公民,更強迫任何試圖返回火場裡取出家當的居民。

這場衛生官員因為流行病產生的壓力而製造的種族歧視,引發了夏威夷史上最嚴重的公民災難,雖然四年後某些人因為抗爭而獲得賠償,但已不具任何意義。

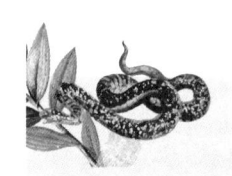

70 太空旅行面臨的困難

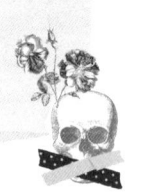

　　特斯拉執行長馬斯克、以及亞馬遜創辦人貝佐斯（Jeff Bezos）兩人，目前在太空事業上展開了激烈的競爭，皆在雄厚財力的資助下發射衛星，甚至希望在將來，人類可以成為多行星、跨星際的物種——可惜這種企圖卻被科學家打臉。理由是他們大部分的時間都被束縛在離地球較近的軌道上，只因為被未來太空船的科幻願景給迷惑，產生了不切實際的野心。

　　耶魯大學的臨床神經學家史蒂芬・諾維拉（Steven Novella）就指出，以現在的科技而言，現實遠遠沒有那麼迷人，以身為一名《星際爭霸戰》（Star Trek）粉絲的觀點來說，要承認這個事實非常痛苦，但他還是必須說，在距今相當長的一段時間之內，進行太空旅行這件事是個很荒謬的提議。

　　要進行太空旅行第一個必須要面臨的問題就是離開地球後，沒有了它的大氣層和磁場保護，人類會遭遇到的就是個充斥有害輻射的汙水坑。來自太陽的帶電粒子會對太空人的身體造成嚴重的傷害，雖然我們可以設計厚實的太空船外殼來武裝保護，但無法預警、突如其來的太陽風暴輕易就可以摧毀這些

防禦,誠如歐洲太空總署(European Space Agency)所言:「太陽是個強大聚變反應堆,不斷發出帶電離子,偶爾會像火山一樣噴發,釋出強烈而且危險的輻射⋯⋯,太空旅行還有來自銀河系的強大重離子,它攜帶的能量是地球放射性能量的數十億倍⋯⋯。」

所以歐洲太空總署一直在支持加速研究太空輻射的生物效應,為日後的太空旅行做準備。可惜目前成效不彰,沒什麼進展可言。

另外一個在進行太空旅行時必須面對的問題是無重力狀態。在這樣的情況下,不要說吃飯,連要上廁所也成了困難的差事,而且長期處於失重狀況下,人類容易產生肌肉萎縮、骨質疏鬆,甚至有視力惡化的可能,特別是在長時間的太空旅行中,必須無時無刻處於幽閉空間裡,心理壓力絕非三言兩語可以化解,這也增加了這項計畫的困難度。

在電影裡我們看到的稀鬆平常的反重力機器,以目前的科技而言是造不出來的,因為它必須以產生向心力的方式做出人造的重力,如果要利用這種旋轉讓太空人不會感到噁心或嘔吐,這個裝置至少得寬一公里以上──還沒有一種動力可以發射如此巨大的太空船。

然而,最重要的還是太空旅行時的載體。要打造出能在太陽系內航行持續數月,或是數年之久的承載器,以目前的科技

水準而言，很多工作仍須克服，像是離子推進器、核子引擎或是太陽帆等等，用它來裝載儀器是可以，如果要載人，再加上太空旅行期間所有必備的民生用品及食物，可是遠遠不足的。

我相信太空旅行的夢想遲早會實現，因為在20世紀之前，前人還在吃著月餅笑談嫦娥奔月的故事，誰會料到截至2025年2月為止，地球上已有超過10個國家曾登陸月球進行探測？所以馬斯克才會發下豪語要用太空船送人到火星，說不定在他有生之年真可以實現。

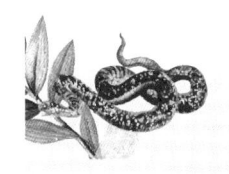

71 美國是《孫子兵法》的運用好手

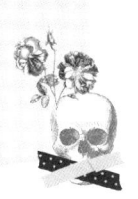

　　有感於近年中國的崛起，美國人深知危機，頻頻出招削弱其國力，目前看來，效果已經逐漸顯現。這樣的場景是否似曾相識？不知道各位是否還有印象，上世紀的日本國力增強的時候，美國人用了什麼方法讓大和民族還來不及稱霸世界，就陷入了一場幾十年的衰退？

　　我不在這裡探討美國人的策略為何，然而必須說明的是，美國人在對付敵手之前，一定會派出專家對其做深入的研究；在日本衰退之前，兩本書的出版就已露出端倪：一是人類學家露絲‧潘乃迪克（Ruth Benedict）在第二次世界大戰接近尾聲時，受美國政府所託，於1946年出版的《菊花與劍》（*The Chrysanthemum and the Sword*），運用文化人類學的方法，對即將戰敗的日本進行研究，分析了日本國民的性格；另外一本是由哈佛學者傅高義（Ezra Vogel）在1979年出版的《日本第一：美國的教訓》（*Japan as Number One: Lessons for America*），他在介紹這本書時極力強調：

「日本可以成為其他國家的範本。我不再滿足於將日本僅僅視為一個迷人的知識謎團，我想瞭解日本人在處理實際問題上的成功。」

相信這些學者的研究提供了美國政府對付未來敵人的資訊，從而想出壓制可能在日後與自己競爭的國家的方法，而他們也確實成功了。如果讀者以為，美國人做這種事是偶一為之，那就大錯特錯了。他們的這種全面性的研究，其實很早就開始了，例如美國人就曾經找人鉅細靡遺地研究過希特勒。

2005年在康奈爾大學法律圖書館的網站上，發布了首份針對希特勒的心理分析報告。它是由美國中央情報局的前身「戰略服務辦公室」委託哈佛大學著名的人格專家亨利‧默里（Henry Murray）博士所做的，雖然在1943年即完成，但鮮少有人知道它的存在。

儘管看過報告的許多精神學專家對默里的分析很有意見，不可否認的是報告中，對於希特勒充滿病態的分析敘述相當細節化且精確，例如：以一個成長中的男孩而言，希特勒是失意的浪漫主義者，對繪畫及建築著迷；對父親男性的力量深刻佩服、忌妒並仿效，對於母親的女性溫柔和軟弱則相當蔑視。

世界大戰時，美國不只委託一人對希特勒做心理分析。中央情報局心理研究部門創始人波斯特（Jerrold Post）博士說，實際上，戰略服務辦公室正式委託研究希特勒的是蘭格博士（Walter Langer）。他是一位著名的精神分析學家，戰時他的工作夥伴之一就是默里，他也將默里的報告納入了之後的著作《希特勒的思想》（*The Mind of Adolf Hitler*）中，其中，默里最為人知的預測是在二次世界大戰還沒有結束前，他就認為希特勒會在戰敗後自殺。

孫子兵法上說：「知彼知己，百戰不殆。」這句話正是美國在成為世界霸主前孜孜不倦的寫照，經濟實力強大的日本在其面前也不得不卑躬屈膝，一直還在經濟失落中奮鬥的中國，命運又會如何呢？我們就拭目以待吧。

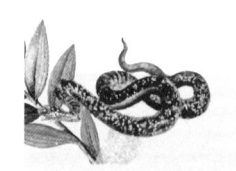

72 AI助力逆向工程，恐龍會復活嗎？

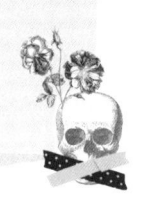

相信看過1993年的電影《侏儸紀公園》的朋友們，一定多少曾被劇情裡，利用琥珀中的蚊子化石肚子裡提取的DNA據此復活恐龍的橋段占據心思吧。只不過這並非憑空想像，當代的研究熱潮裡，有許多科學家確實利用了2500萬至3000萬年前的琥珀，找到了某些生物，例如白蟻或是細菌的DNA片段，至於是不是有恐龍的DNA片段？老實說，還真的沒有。一晃眼將近30年過去了，在這方面的研究上倒是有一些進展。

和其他殘存的遺跡相較下，DNA可以提供物種相關程度的生命訊息，可惜它極度脆弱，在生物體死後不久就會迅速腐爛，但是在極地氣候下，例如低溫的凍土裡，生物體腐爛的速度會變得非常緩慢，因此生活在幾千年前的冰河時期生物，像是猛瑪象或候鴿，正因為在這樣的環境條件下，讓科學家得以從牠們未腐化的軀體上，提取到DNA。目前已經有好幾家商業公司正在利用這些DNA，進行復育這些動物的計畫。

至於恐龍呢？牠們和上述的猛瑪象之間存在著很長的時間

差距,根據化石顯示,恐龍在6600萬年前就已經滅絕了,不過就目前的一些研究來看,不只恐龍,舉凡物種體內的某些遺傳物質都可以在出土的化石中存在著。

例如俄羅斯植物學家奧澤羅夫(Igor A. Ozerov)率領的團隊,就在西伯利亞水杉的化石中,發現了比DNA更小的染色體片段;中國巴勒爾(Alida Bailleul)所帶領的科研團隊,也在7500萬年前的恐龍化石中,找到了蛋白質及染色體存在的化學標記證據;尤其是2007年美國哈佛大學病理系的專家阿薩拉(John M Asara)利用質譜法,在霸王龍的骨骼化石中,確定了存在6800萬年前的生物裡的膠原蛋白碎片的序列,此發現震驚了全世界。

雖然這些研究化石的方法可能不適用於古代組織的分析,但是在化石裡能找出蛋白質殘留物的生存跡證漸漸被科學家所信服。譬如有種新方法就是利用聚焦光束跟X射線照射古代鳥類羽毛的樣本,揭示裡面可能存在的化學鏈結,提供了有關蛋白質結構的資訊,可以成為羽毛化石裡蛋白質的痕跡,而這種方法已經把時間序拉回到1.25億年前的恐龍身上,在著名的中華鳥龍羽毛裡和現今鳥類的羽毛裡,發現一種名為 β-角蛋白的蛋白質是一致的。

今天的古代生物學家和三十年前相比進步了很多,尋找DNA的可能性雖然微乎其微,但是利用蛋白質存在的痕跡去

反推某些物質的結構是可能的,這似乎可以作為我們復活物種前的準備工作,不過說到底,離完整的DNA序列還有一段很長的路要走。

我對這種逆向工程懷抱著樂觀的態度,因為對於物種身上的分子能存活多久的認知,已經大大超越了三十年前的想像,我甚至可以大膽預測,在AI的運算技術輔助下,相信不久後的科學界,可能重塑我們對地球生命演化過程的理解,達爾文的進化論或許將受到挑戰。

又或我們真能因此復育恐龍?這些或許在我們子孫的教科書裡都會出現。